DR. ANDREA FLEMMER

AUTOIMMUN ERKRANKUNGEN

Das kann ich selbst tun

Darmgesundheit fördern
Das Immunsystem natürlich stärken
Gut mit Stress umgehen

humboldt

VORWORT

Liebe Leserin, lieber Leser,

Multiple Sklerose, Hashimoto, Schuppenflechte oder rheumatoide Arthritis: Autoimmunerkrankungen nehmen immer weiter zu, und inzwischen verstehen wir immer besser, wie und warum sie entstehen. Inzwischen sind 140 Autoimmunkrankheiten bekannt. Auch das Spektrum der erkrankten Organe ist groß, letztlich kann jedes Organ oder Gewebe Ziel einer Autoimmunerkrankung werden.

Heute können die Beschwerden gelindert, die Schädigung der betroffenen Organe hinausgezögert und der Verlauf in manchen Fällen sogar ganz aufgehalten werden. Ärztinnen und Ärzte stellen dazu wirksame entzündungshemmende und das Immunsystem unterdrückende Medikamente zur Verfügung.

Neben der Therapie mit Cortison und Immunsuppressiva gibt es zum Glück zahlreiche Selbsthilfemaßnahmen, die Ihnen das Leben erleichtern und die Ihnen ein Stück Lebensqualität zurückgeben!

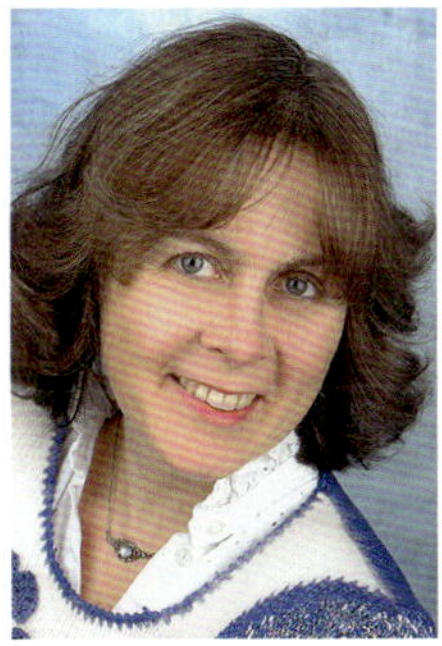

Ich habe für Sie aktuelle und unabhängige Informationen zu ergänzenden Behandlungsmöglichkeiten aus konventioneller und Erfahrungsmedizin zusammengestellt und neue wissenschaftliche Studien ausgewertet – sie reichen von einer entzündungshemmenden Ernährung über die Heilkraft von Pflanzen bis hin zu Anti-Stress-Maßnahmen. Sachlich, verständlich und praxisnah lautet dabei meine Devise. Die in diesem Buch vorgestellten Selbsthilfemaßnahmen sollen Ihre individuelle ärztliche Beratung sinnvoll ergänzen – denn gut informiert fällt es leichter, bei Arzt oder Ärztin die richtigen Fragen zu stellen und alle Möglichkeiten der Selbsthilfe für sich zu nutzen.

Dass Sie mit und trotz Ihrer Erkrankung das Leben genießen, wünscht Ihnen

Ihre

Andrea Flemmer

AUTOIMMUN-KRANKHEIT UND WAS MAN HEUTE DARÜBER WEISS

In diesem Kapitel erfahren Sie, was die Wissenschaft heute über Ursachen und Auslöser von Autoimmunerkrankungen weiß, und lernen die zahlreichen medizinischen Behandlungsmöglichkeiten kennen – von der medikamentösen Therapie bis zur Ernährungsberatung.

Ursachen und Auslöser

Bei einer Autoimmunerkrankung greift das Immunsystem gesundes Gewebe an und nicht, wie eigentlich vorgesehen, Fremdkörper.

Unter Autoimmunerkrankungen versteht man Fehlsteuerungen unseres Immunsystems, bei der körpereigene Strukturen angegriffen werden: Das Immunsystem, das uns, wenn es intakt ist, vor Viren, Bakterien, Parasiten oder sonstigen Fremdstoffen schützt, kann bei Vorliegen einer Autoimmunerkrankung nicht mehr zwischen fremden und körpereigenen Strukturen unterscheiden – und greift gesundes Gewebe an. Es startet eine Entzündungsreaktion gegen diese vermeintlich „gefährlichen" Stoffe, um sie unschädlich zu machen. Diese Entzündung zerstört das Gewebe und führt zu Beschwerden.

Praktisch jeder Teil des Körpers kann von einer Autoimmunerkrankung betroffen sein. Man kann Autoimmunerkrankungen dementsprechend in drei Gruppen aufteilen:

1. Organspezifische Krankheiten: In diesen Fällen werden bestimmte Organe bzw. Gewebestrukturen vom Immunsystem angegriffen. Dazu gehören:

- Colitis ulcerosa (Autoantikörper (AAk) gegen die Darmschleimhaut)
- Diabetes mellitus Typ 1 (AAk gegen Inselzellen der Bauchspeicheldrüse)
- Morbus Basedow (AAk gegen TSH-Rezeptoren der Schilddrüse)
- Multiple Sklerose (AAk gegen die Myelinscheide der Nervenfasern)
- Pemphigus vulgaris (AAk gegen die oberste Hautschicht)

2. Systemische Krankheiten oder nicht-organspezifische Krankheiten: Darunter fallen systemisch-entzündliche, also den ganzen Körper betreffende Erkrankungen. Dazu gehören:

- Lupus erythematodes (Reaktionen gegen zahlreiche Organe)
- Polymyositis (Entzündung der Muskulatur)

- rheumatoide Arthritis (chronische Polyarthritis, Gelenkrheuma)
- Sklerodermie (Bindegewebsverhärtung von Haut, Gefäßen und inneren Organen)
- systemische Vaskulitiden (Entzündung der Gefäße)

3. **Intermediäre Krankheiten:** Die Übergänge zwischen organspezifischen und systemischen Autoimmunerkrankungen sind manchmal fließend. Die Hashimoto-Thyreoiditis ist beispielsweise eine Erkrankung der Schilddrüse, die sich jedoch in der Regel auf viele Bereiche des Körpers auswirkt.

Wie schwer der Verlauf einer Erkrankung im Einzelfall ist, hängt unter anderem von der Erkrankung selbst, den betroffenen Organsystemen und auch dem allgemeinen Gesundheitszustand des betroffenen Menschen ab.

Schätzungsweise zehn bis 15 Millionen Deutsche sind betroffen von einer Autoimmunerkrankung.

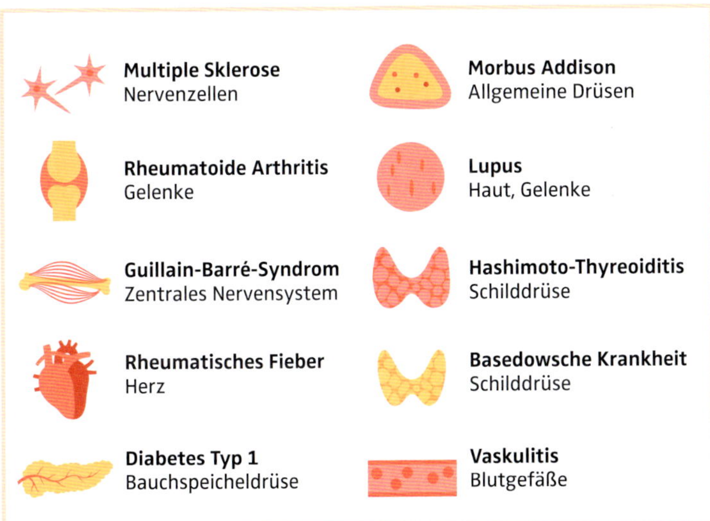

Einige Autoimmunerkrankungen und wo sie lokalisiert sind

Immunantwort: fehlerhaft

Ein Molekül ist ein Teilchen, das aus zwei oder mehreren verbundenen Atomen besteht.

Sie haben es schon gelesen: Unser Immunsystem hat die Aufgabe, unseren Körper gegen gefährliche Organismen oder Fremdstoffe zu verteidigen. Zu den Organismen zählen Bakterien, Viren, Parasiten (z. B. Würmer), bestimmte Krebszellen, aber auch transplantiertes Gewebe. Diese Organismen oder Körpersubstanzen sind mit Molekülen ausgestattet, die unser Immunsystem erkennen kann und die eine Reaktion des Immunsystems hervorrufen können. Diese Moleküle werden auch als Antigene bezeichnet. Antigene können sich in einer Zelle oder auf deren Oberfläche befinden oder Bestandteil eines Virus sein.

Auch körpereigene Gewebezellen können Antigene haben. Bei gesunden Menschen reagiert das Immunsystem nur auf Antigene von fremden oder gefährlichen Substanzen, nicht aber auf Antigene körpereigener Gewebe. Manchmal arbeitet das Immunsystem jedoch fehlerhaft und erkennt Antigene körpereigener Gewebe als fremd – und stellt dagegen Antikörper her, die bestimmte Zellen oder Gewebe des Körpers angreifen. Diese fehlerhafte Immunantwort wird als Autoimmunreaktion bezeichnet; diese kann wiederum eine Autoimmunerkrankung auslösen. Häufige Folgen von Autoimmunerkrankungen sind chronische Entzündungen, funktionelle Störungen von Knochen, Gelenken und Organen oder starke Schmerzen.

Das Vorhandensein von Autoantikörpern im Blut bedeutet nicht immer, dass wir krank werden.

Übrigens: Viele Menschen produzieren nur sehr kleine Mengen von diesen Autoantikörpern, die dann auch keine Autoimmunerkrankung auslöst. Das Vorhandensein von Autoantikörpern im Blut bedeutet also nicht, dass wir krank sind.

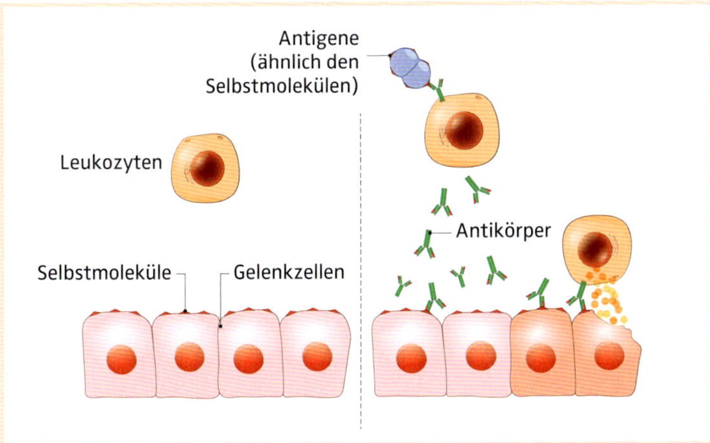

Links ein normales Immunsystem, rechts die Auswirkungen der Autoimmunerkrankung

Ursache: unklar

Weltweit wird intensiv nach den Gründen gesucht, warum sich das Immunsystem selbst einschaltet und gesundes Gewebe zerstört. Definitive Antworten gibt es bis heute nicht.

Die genaue Entstehung von Autoimmunerkrankungen ist nach wie vor ein Rätsel.

Die Entstehung von Autoimmunerkrankungen kann wohl am ehesten mit einem sogenannten Risikofaktor-Modell (engl. „bad luck and bad genes“) beschrieben werden. Als sicher gilt, dass folgende Faktoren Einfluss auf die Entstehung von Autoimmunerkrankung haben:

- **Genetische Veranlagung:** Sicher ist, dass Vererbung einer der Faktoren ist, die Autoimmunerkrankungen auslösen können.
- **Viren und Infektionen:** Manche Menschen haben Gene, die sie etwas anfälliger für die Entwicklung einer Autoimmunerkrankung machen. Bei ihnen kann die Krankheit durch einen Auslöser, etwa eine Virusinfektion, angeregt werden.
- **Stress:** Wenn Betroffene beruflich oder privat stark gefordert sind oder unter akutem großem Stress stehen, treten häufig die ersten Schübe auf.
- **Umwelt- und Lebensstilfaktoren:** Auch das Leben, das Sie führen – ob Sie z. B. rauchen, wie Sie sich ernähren oder ob Sie

bei der Arbeit oder privat verschmutzter Luft und Chemikalien ausgesetzt sind – spielt mit einer hohen Wahrscheinlichkeit eine wichtige Rolle bei der Entstehung und dem Fortschreiten von Autoimmunerkrankungen. Hierzu zählen auch bestimmte Medikamente oder Umwelthormone.

- Darüber hinaus gilt: Mit einem Anteil von schätzungsweise 78 Prozent sind Frauen im Vergleich zu Männern auffallend oft von Autoimmunerkrankungen betroffen. Und in Industrienationen treten diese häufiger auf als in Entwicklungsländern.
- Man geht davon aus, dass nicht nur ein einzelner Erreger, sondern viele Auslöser, die zusammentreffen, die Erkrankung verursachen. Mehr dazu und zu weiteren Triggern lesen Sie ab Seite 16.

Morbus Crohn und Colitis ulcerosa: Keine klassischen Autoimmunerkrankungen

Chronisch-entzündliche Darmerkrankungen (CED) sind keine klassischen Autoimmunerkrankungen, haben allerdings mit dem Immunsystem zu tun, sind also immunassoziiert: Bei Morbus Crohn und Colitis ulcerosa wird davon ausgegangen, dass eine Barrierestörung im Darm vorliegt (siehe Seite 38), die zu der Reaktion des Immunsystems und damit zur Entzündung beiträgt. Die Darmschleimhaut hält Bakterien und Keime normalerweise davon ab, aus dem Darm weiter in den Körper zu gelangen. Bei CED funktioniert diese Barriere nicht richtig: Bakterien und anderen Fremdstoffen gelingt es, diese Grenze zu überschreiten. In der Folge wird das Immunsystem aktiviert und die Darmentzündung entsteht.

CED haben allerdings, wie Autoimmunerkrankungen, immer mehrere Ursachen. Eine erbliche Veranlagung sowie Faktoren von außen haben ebenfalls Einfluss auf die Entstehung einer CED. Alle im Folgenden aufgeführten Maßnahmen der Selbsthilfe sind also auch für diese Erkrankungen wirkungsvoll.

Häufigkeit: ansteigend

In westlichen Ländern erkranken etwa fünf bis acht Prozent der Bevölkerung an einer Autoimmunkrankheit. Die häufigsten sind Schuppenflechte (Psoriasis), rheumatoide Arthritis und die autoimmune Schilddrüsenerkrankung Hashimoto-Thyreoiditis. Schätzungsweise zehn bis 15 Millionen Menschen sind heute in Deutschland betroffen; Hashimoto ist die häufigste Autoimmunerkrankung.

Die Studie einer Krankenkasse ergab, dass allein zwischen den Jahren 2012 und 2018 der Anteil gesetzlich krankenversicherter Personen in Deutschland, die unter mindestens einer dieser Autoimmunerkrankungen leiden, von 3,5 auf 4 Prozent angestiegen ist. 2018 waren es etwa 500.000 Menschen mehr als 2012. Am stärksten nahm Morbus Crohn, eine immunassoziierte Krankheit, mit einem Plus von 25 Prozent zu. Auch weltweit steigt die Zahl der Autoimmunkrankheiten.

Fakt ist also: Immer mehr Menschen erhalten die Diagnose Autoimmunerkrankung. Forscherinnen und Forscher sind sich aber nicht sicher, ob es wirklich daran liegt, dass die Krankheiten häufiger werden oder daran, dass wir sie heute besser erkennen und es deswegen mehr Diagnosen gibt.

Die vielen Gesichter von Autoimmunerkrankungen

Augen: endokrine Orbitopathie, sympathische Ophthalmie
Bauchspeicheldrüse: Diabetes Typ 1, APECED
Haare: Alopecia areata
Haut: Psoriasis, Sklerodermie, Vitiligo, bullöses Pemphigoid, Dermatitis herpetiformis Duhring, Epidermolysis bullosa acquisita, Lichen sclerosus, Lineare IgA-Dermatose, Pemphigus foliaceus, Pemphigus seborrhoicus, Pemphigus vulgaris, Purpura Schönlein-Henoch, Lupus erythematodes (auch systemisch), mikroskopische Polyangiitis (auch systemisch)
Darm und Magen: Autoimmungastritis, Morbus Crohn und Colitis ulcerosa (immunassoziiert), Zöliakie, Autoimmunenteropathie, Dermatitis, Purpura Schönlein-Henoch, primäre Achalasie
Leber: Autoimmunhepatitis, primär biliäre Cholangitis, Primär sklerosierende Cholangitis (70 Prozent der Fälle autoimmunbedingt)
Lunge: Goodpasture-Syndrom, primäre binäre Sklerose, mikroskopische Polyangiitis
Muskeln: Polymyalgia rheumatica, Myasthenia gravis, Dermatomyositis, Polymyositis
Niere und Nebenniere: Glomerulonephritis, Goodpasture-Syndrom, mikroskopische Polyangiitis, Morbus Addison
Rheumatische Autoimmunerkrankungen und Kollagenosen: rheumatoide Arthritis, Lupus erythematodes, Sjögren-Syndrom, Antiphospholipid-Syndrom, Sklerodermie, Morbus Bechterew, SAPHO-Syndrom, IgA-Vaskulitis, Raynaud-Syndrom, Polymyositis, CREST-Syndrom, Sharp-Syndrom (Mischkollagenose), Psoriasis-Arthritis, Buschke-Ollendorf-Syndrom, Lichen Mucosae, Riesenzellarthritis, Morbus Behçet, Wegner'sche Granulomatose
Zentrales Nervensystem: Multiple Sklerose, CIPD, Guillain-Barré-Syndrom, Stiff-Man-Syndrom, Narkolepsie, Anti-NMDA-Rezeptor-Enzephalopathie, chronisches Erschöpfungssyndrom (CFS), PANDAS

Professor Cezmi Akdis, Direktor des Schweizerischen Instituts für Allergie- und Asthmaforschung (SIAF), führt die Zunahme auf Industrialisierung, Urbanisierung und den westlichen Lebensstil zurück. Nach seiner „Epithelbarriere-Hypothese" schädigen zahlreiche Substanzen das Epithel, also die Schutzschicht von Haut, Lunge und Darm. Dadurch sind wir einer Vielzahl von gesundheitsschädlichen Stoffen ausgesetzt: Ozon, Nanopartikeln, Mikroplastik, Reinigungsmitteln, Pestiziden, Enzymen, Emulgatoren, Feinstaub, Abgasen, Zigarettenrauch und Chemikalien in Luft, Nahrung und Wasser. „Neben der globalen Erwärmung und Viruspandemien wie COVID-19 stellen diese schädlichen Substanzen eine der größten Bedrohungen für die Menschheit dar", so der Wissenschaftler.

Ist die Epithelbarriere nachhaltig beschädigt, können verschiedene chronische Erkrankungen entstehen.

Im Darm tragen undichte Epithelbarrieren sowie ein gestörtes Gleichgewicht des Mikrobioms, also der Gesamtheit aller Bakterienarten, zum Ausbruch und zur Verschlechterung chronischer Autoimmun- und Stoffwechselerkrankungen wie Diabetes, rheumatoide Arthritis, Multiple Sklerose oder Morbus Bechterew bei.

Nicht nur Cezmi Akdis ist der Meinung, dass diese Entdeckung der Schlüssel für neue Ansätze zur Prävention, Frühintervention und Therapie vieler chronischer Erkrankungen ist. Dazu gehört auch die Beeinflussung des Mikrobioms – z. B. durch gezielte Ernährung (siehe Seite 61). Auch Schadstoffe möglichst zu vermeiden und weniger gesundheitsschädliche Produkte zu entwickeln, wäre seiner Meinung nach hilfreich.

Auslöser kennen

Warum etwas bei dem einen eine Autoimmunreaktion oder -erkrankung auslöst und bei einem anderen nicht, ist, wie Sie inzwischen wissen, noch nicht vollständig geklärt. Sicher ist jedoch, dass die folgenden Faktoren das Auftreten einer Autoimmunerkrankung maßgeblich mit verursachen.

Diese sogenannten Trigger können einerseits erste Schübe auslösen. Aus ihnen lassen sich aber andererseits wirksame Maßnahmen ableiten, mit denen Sie den Verlauf Ihrer Erkrankung günstig beeinflussen können.

Genetische Trigger

Jeder Mensch ist der Träger von Genen, die den Ausbruch von Erkrankungen begünstigen. Das heißt allerdings noch nicht, dass eine Krankheit tatsächlich ausbricht, lediglich die sogenannte genetische Disposition ist gegeben. Die Epigenetik befasst sich mit den Faktoren, die vorliegen müssen, damit diese Gene aktiviert werden und eine Erkrankung ausbricht. Hier kommen weitere Trigger wie Stress oder die Darmflora ins Spiel.

Trigger Infektionen

Wissenschaftler weisen darauf hin, dass Infektionen mit Viren und Bakterien verantwortlich dafür sein können, eine Autoimmunkrankheit zu entwickeln. Verdächtige Pathogene sind z. B. Malariaparasiten oder das Epstein-Barr-Virus. Auch eine unbehandelte Streptokokken-Infektion kann eine Autoimmunreaktion in Form des rheumatischen Fiebers auslösen, mit dem Risiko einer dauerhaften Schädigung des Herzens.

Offensichtlich scheint das Immunsystem durch eine von einer Infektion verursachten Entzündung dahingehend getäuscht zu werden, körpereigene Proteine als „fremd" einzustufen und Autoantikörper gegen diese wichtigen Moleküle zu bilden.

Trigger Stress

Vermutlich gehören Sie auch zu den vielen Betroffenen, die rückblickend feststellen, dass belastende Situationen ihre Autoimmunerkrankung ausgelöst haben könnten. Stress als Trigger wurde noch vor Kurzem von ärztlicher Seite heruntergespielt, interessiert heute aber die Forschung! Man kommt immer mehr zu dem Ergebnis, dass das Immun- und Stresssystem eng miteinander verwoben sind, Stress somit der endgültige Auslöser der Erkrankung sein kann bzw. den sogenannten „Toleranzbruch“ begünstigt.

Das Immun- und Stresssystem sind eng miteinander verwoben.

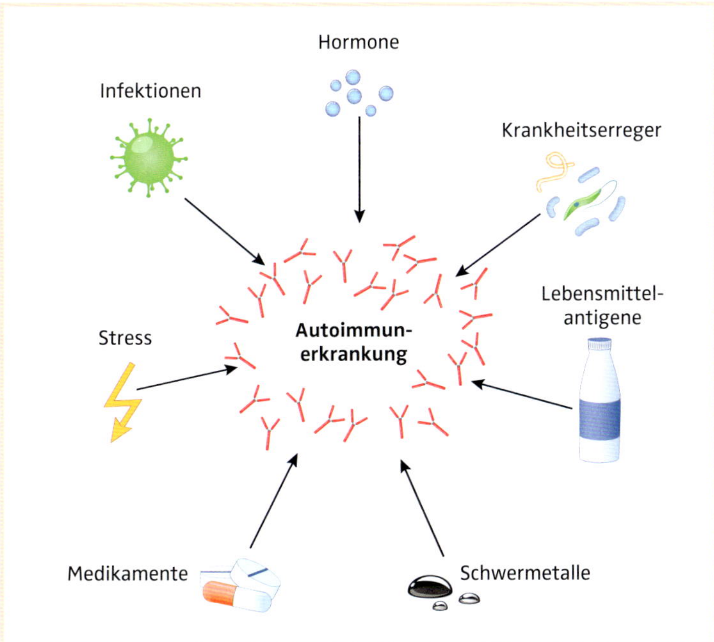

Auswahl möglicher Trigger für Autoimmunerkrankungen

Für den Ausbruch einer Autoimmunerkrankung braucht es viele Auslöser. Stets wirkt auch eine gewisse genetische Veranlagung mit. Dennoch gibt es Forschungen, die den Zusammenhang zwischen Stress- und Immunsystem sicher belegen, etwa Studien an Patienten mit einer posttraumatischen Belastungsstörung. Litten Frauen an einer PTBS, war die Wahrscheinlichkeit, an einer rheumatoiden Arthritis zu erkranken, „dosisabhängig" mit der Schwere der PTBS um 68 Prozent erhöht. Bei der Autoimmunerkrankung systemischer Lupus erythematodes lag dieser Wert sogar bei 162 Prozent.

Dies kann man auch erklären: Die Verknüpfung von Stress- und Immunsystem erkennt man unter anderem daran, dass das autonome Nervensystem und die sogenannte Hypophysen-Hypothalamus-Nebennieren-Achse bei akutem Stress aktiviert werden. Bei Stress bereitet sich der Körper auf Kampf oder Flucht vor, und dafür aktiviert er sowohl das sympathische Nervensystem (Teil des vegetativen Nervensystems) als auch die Produktion von Cortisol (Stresshormon) der Nebenniere.

Das sympathische Nervensystem wirkt über vermehrten Blut- und Lymphfluss, gesteigerte Antigenproduktion und -präsentation sowie vermehrte Energiebereitstellung, Letzteres in Form der Steroidhormone (sie vermitteln Informationen zwischen Geweben, z. B. das Geschlechtshormon Testosteron), die die Immunzellen anregen.

Ist der Stress dauerhaft, steht die Erschöpfung der HHN-Achse im Vordergrund. Dies kann gemeinsam mit den chronisch erhöhten Zytokinspiegeln (Botenstoffe, die bei einer Reaktion des Immunsystems gebildet werden, z. B. Interleukin-6, IL-6) letztlich eine Autoimmunerkrankung auslösen.

Üblicherweise tritt eine Autoimmunerkrankung zwischen dem 20. und 50. Lebensjahr auf. Gerade wenn wir unter großem Stress stehen, beruflich oder privat stark gefordert sind, bekommen wir in vielen Fällen die ersten Schübe.

Erwiesen ist beispielsweise, dass Stress bei Hashimoto von Bedeutung ist. Auch aus diesem Grund sollte man eine negative Belastung nach Möglichkeit vermeiden. Bekannt ist auch, dass Lupus oft junge Frauen trifft, speziell vor dem Abitur. Besonders wenn der Stress in der Oberstufe zunimmt, kann er einen Schub auslösen. Spezialisten sprechen hier von Neuro-Bio-Psycho-Immunologie, dem Zusammenwirken von seelischen und körperlichen Faktoren. Die Situation beeinflusst dann, ob und wie die Erkrankung tatsächlich sichtbar wird.

Erste Schübe treten häufig in der Rushhour des Lebens auf.

Trigger Lebensstil- und Umweltfaktoren

Das weite Feld der Lebensstil- und Umweltfaktoren reicht von einer gesunden Lebensführung mit viel Bewegung und ausgewogener Ernährung bis zu Parametern wie Giften oder auch Medikamenten, die wir einnehmen müssen. Auch der Rolle von Stress, ob im Beruf oder wegen existenzieller Sorgen, kommt in diesem Zusammenhang eine wichtige Rolle zu – darüber haben Sie oben schon einiges gelesen.

Wir wissen sicher, dass das, was wir zu uns nehmen, die Zusammensetzung der Bakterien in unserem Darm beeinflusst und dass unsere Ernährungsgewohnheiten eine ungünstige Auswirkung auf die Aktivierung unserer Gene haben können. Diese Erkenntnis bildet den Grundstein für Ernährungsempfehlungen für Menschen mit Autoimmunerkrankungen.

Die Verbindungen zwischen Autoimmunerkrankungen und Rauchen konnte in Studien belegt werden: Tabak führt zu Gewebeschäden und begünstigt Entzündungsreaktionen. Speziell das Buerger-Syndrom, eine schubweise verlaufende örtliche Entzündung der mittleren und kleinen Arterien und Venen der Extremitäten, wird mit Nikotin in Verbindung gebracht.

Diese Trigger haben Sie auf Seite 15 schon als „Epithelbarriere-Hypothese“ kennengelernt: Industrialisierung, Urbanisierung und unser westlicher Lebensstil schädigen die Schutzschicht von

Haut, Lunge und Darm. Dadurch sind wir einer Vielzahl von gesundheitsschädlichen Stoffen ausgesetzt. Ist diese Barriere nachhaltig beschädigt, kann unter anderem auch die Entstehung von Autoimmunerkrankungen begünstigt werden. Diese Hypothese wird durch die folgenden Studienergebnisse bestätigt:

- Vitamin-D-Mangel durch zu geringe Sonneneinstrahlung kann das Risiko für eine Autoimmunerkrankung – wie auch für chronische Krankheiten allgemein – erhöhen. Das gilt auch für bestimmte Infekte. Betroffene bemerken oft erst nach Jahren die Auswirkungen, denn die ersten Antikörper, die sich gegen sie selbst richten, können sich schon Jahre, bevor die eigentliche Autoimmunerkrankung ausbricht, bilden. Zu diesem Ergebnis kam ein internationales Forscherteam, das 229 menschliche Gene identifizierte, deren Aktivitäten vom Vitamin-D-Spiegel abhängen und zum Teil mit Autoimmunerkrankungen in Zusammenhang gebracht werden.
- Gelenkrheuma könnte durch Silikonstaub oder Mineralöl am Arbeitsplatz ausgelöst werden. Zusatzstoffe in Kosmetika könnten zu systemischem Lupus mit Rötungen führen. Weichmacher im Plastik sind möglicherweise die Ursache für Hashimoto. Zu diesem Ergebnis kam unter anderem ein Team der Universität Aarhus, das Daten von etwa drei Millionen erwachsenen Däninnen und Dänen untersuchte.

Schad- und Zusatzstoffe unter der Lupe

Der menschliche Körper ist immer häufiger gesundheitsschädlichen Stoffen ausgesetzt. Diese können unsere körpereigene Entgiftungsmaschinerie (Haut, Niere, Lunge, Leber, Darm) und das Immunsystem durcheinanderbringen. Studienergebnisse legen nahe, dass bestimmte Stoffe die Entstehung von Autoimmunerkrankungen mit begünstigen.

Problem Schwermetalle:
Schon eine Studie aus dem Jahr 2015 zeigte, dass die Autoantikörperspiegel im Blut umso höher waren, je höher auch die Quecksilberbelastung der jeweiligen Person war. Man kann nicht automatisch davon ausgehen, dass bei hohen Autoantikörperspiegeln auch eine Autoimmunerkrankung vorliegt, doch ist die Wahrscheinlichkeit erhöht, dass sich bei diesen Voraussetzungen eine solche bilden wird. Ähnliches gilt für Blei, das ebenfalls Veränderungen im Immunsystem hervorrufen kann, was möglicherweise auch zur Entstehung von Autoimmunerkrankungen führen kann, etwa zu Multipler Sklerose. Man weiß z. B., dass Blei die Bildung von Antikörpern gegen bestimmte Eiweiße des Nervengewebes aktiviert. Ein weiterer gesundheitsschädlicher Stoff ist Acrylamid. Die Substanz findet sich in Chips, Pommes Frites, Spekulatius, möglicherweise auch in Kaffee und Grillfleisch. Dafür muss das Frittierfett allerdings auf über 175 °C erhitzt werden.

Problem Zusatzstoffe:
Was man so alles in „Lebensmitteln" findet, ist schon erstaunlich: Farbstoffe, um einen Fruchtanteil vorzutäuschen, künstliche und angeblich „natürliche" Aromastoffe, um Lebensmitteln Geschmack zu verleihen, Emulgatoren, um Fett und Wasser zu vereinen – und viele weitere. Die meisten sind darauf getestet, wie viel wir davon zu uns nehmen können, ohne gesundheitlichen Schaden zu nehmen. Namhafte Ärzte gehen dennoch davon aus, dass bestimmte Zusatzstoffe unser Immunsystem belasten und uns sogar krank machen. Neurodermitis, Hyperaktivität, Allergien, Migräne sind Beispiele von Erkrankungen, die durch gewisse Zusatzstoffe zumindest gefördert werden.

Das Expertengremium „European Food Safety Authority" nimmt Zusatzstoffe bei der Zulassung genau unter die Lupe.

Trigger Schwangerschaft

Sie können sich eine Schwangerschaft wie eine Sondersituation des Immunsystems vorstellen, denn es muss den Fötus „tolerieren". Während der Schwangerschaft gelangen Zellen des ungeborenen Kindes in den Blutkreislauf der Mutter und umgekehrt. Diese Zellen überlisten das Immunsystem von Mutter oder Kind und können noch Jahrzehnte im fremden Organismus überleben. Möglicherweise lösen sie Autoimmunerkrankungen aus und sorgen für Komplikationen in der Schwangerschaft.

Es gibt aber auch eine gute Nachricht für alle Frauen, die bereits an einer Autoimmunerkrankung leiden, wenn sie schwanger werden: Während der Schwangerschaft passt sich das Immunsystem der Mutter an die Schwangerschaft an und entwickelt Immuntoleranz gegenüber dem Fötus, da dieser semiallogen, also „halb-fremd" ist. Manche – leider nicht alle – Autoimmunkrankheiten verbessern sich dadurch und die Schubwahrscheinlichkeit nimmt ab.

Trigger Impfungen

Es gilt nicht als wissenschaftlich bewiesen, dass Impfungen zu Autoimmunerkrankungen führen können.

Ob Impfungen zu Autoimmunerkrankungen führen können, wird seit Jahrzehnten kontrovers diskutiert. Zahlreiche Impfungen werden ab dem Säuglingsalter angeboten, und gleichzeitig nimmt die Zahl der Autoimmunerkrankungen zu. Ein Zusammenhang scheint naheliegend: Impfungen zielen direkt auf eine Stimulation des Immunsystems ab und Autoimmunerkrankungen können als eine Überaktivität des Immunsystems verstanden werden.

Hört sich erst einmal logisch an, die Studienergebnisse hierzu sind jedoch sehr unterschiedlich. Möglicherweise liegt dies nicht zuletzt daran, dass es ganz unterschiedliche Impfstoffe, unterschiedliche Zusatzstoffe und natürlich auch ganz unterschiedliche Menschen gibt, die verschieden auf äußere Einflüsse und somit auch auf Impfungen reagieren.

Auch Impfzusätze gelten als Trigger für Autoimmunerkrankungen: Bereits 2015 veröffentlichten Forscher der US-amerikanischen University of Michigan Studienergebnisse, denen zufolge Quecksilber eine Rolle bei der Entstehung von Autoimmunerkrankungen spielen könnte. Die Studienleiterin Professorin Emily Somers erklärte damals: „In unserer Studie war die persönliche Belastung des Patienten mit Quecksilber der Hauptrisikofaktor für eine Autoimmunerkrankung."

Hersteller von Impfstoffen haben die Fertigungsprozesse inzwischen jedoch derart verbessert, dass der Zusatz von Quecksilberverbindungen (Thiomersal) nicht mehr notwendig ist, die früher als Konservierungsstoff benötigt wurden. Laut Robert Koch-Institut (RKI) sind für alle in Deutschland generell empfohlenen Schutzimpfungen quecksilberfreie Impfstoffe verfügbar. Auch mRNA-Impfstoff kommt ohne Thiomersal oder andere Konservierungsmittel aus.

Eines ist sicher: Impfungen verursachen nicht automatisch eine Autoimmunerkrankung. Ist man jedoch empfindlich bzw. hat eine entsprechende Veranlagung, könnten eine oder mehrere Impfungen zur Auslösung einer Autoimmunerkrankung führen.

Zwar empfiehlt die Deutsche Gesellschaft für Rheumatologie, dass Personen, die Immunsuppressiva einnehmen, nicht mit Lebendimpfstoffen geimpft werden sollten – andererseits gilt auch: Impfungen sind für Menschen mit Autoimmunerkrankungen besonders wichtig, weil die Krankheit selbst und deren Behandlung die Immunabwehr gegen Bakterien und Viren schwächen. Ein genereller Verzicht auf eine Impfung ist also nicht die Lösung.

Behandlungsmöglichkeiten

Autoimmunerkrankungen werden oft von interdisziplinären Teams behandelt, was durchaus sinnvoll ist, um dem vielfältigen Krankheitsbild gerecht zu werden. Spezialistinnen und Spezialisten für Autoimmunerkrankungen sind z. B. Hautärzte, Rheumatologinnen oder Neurologen, aber auch Physiotherapeuten und Psychologinnen.

Bei chronischen Erkrankungen, wie es eine Autoimmunerkrankung ist, lohnt es sich, in Ruhe nach einer guten Praxis zu suchen. Es gibt ausgezeichnete Ärzte, und die Suche ist eine wichtige Investition in Ihre Zukunft. Ein guter Arzt

1. erklärt alles in Ruhe und geht auf Fragen ein,
2. ist Alternativmethoden gegenüber aufgeschlossen, ohne dabei unlautere und unwirksame sowie teure Methoden zu akzeptieren. Er weist auf fehlende Beweise bzw. Risiken hierbei hin,
3. gibt Hoffnung und nimmt die Angst.

Rasche Diagnosestellung

Die Vielfalt der Autoimmunerkrankungen erschwert dem Arzt die Diagnose. Erste Hinweise können Bluttests geben, die bestimmte Autoantikörper im Blut nachweisen. Bei 70 bis 80 Prozent der Betroffenen sind diese Autoantikörper im Blut vorhanden, meist schon in einem sehr frühen Stadium der Erkrankung. Bei den meisten Autoimmunkrankheiten reicht ein einfacher Test zum Nachweis von Autoantikörpern für die Diagnose jedoch nicht aus. Folgende weitere Vorgehensweise ist bei der Diagnose wichtig:

Zu Beginn steht eine Erhebung der Krankheitsgeschichte, die sogenannte Anamnese. Daran schließt sich eine gründliche neurologische und körperliche Untersuchung an. Je nach den vorliegenden Ergebnissen sind dann meist verschiedene weitere Tests erforderlich. Sie können teilweise in der Arztpraxis, zum Teil auch in einer Klinik durchgeführt werden.

Heutzutage wird oft eine Magnetresonanztomografie (MRT) angefertigt. Weisen dann Kennzeichen auf eine Autoimmunkrankheit hin, erfolgt möglicherweise eine weitere MRT nach etwa 30 Tagen. Sind die Merkmale nach wie vor vorhanden, werden weitere Verfahren angewendet. So untersucht man etwa das Rückenmark.

Es gibt viele zusätzliche Untersuchungen, etwa die Schachbrettmusteruntersuchung zum Test der Sehnerven bei Multipler Sklerose.

Besteht der Verdacht auf eine derartige Erkrankung, ist in der Regel eine Überweisung zum jeweiligen Spezialisten erforderlich, insbesondere, um andere Erkrankungen mit ähnlichen Symptomen auszuschließen.

Bereiten Sie sich am besten gut auf diese Untersuchung vor: Es hilft, wenn man sich alle Beschwerden in Erinnerung ruft und sie auch notiert (!), selbst wenn sie schon länger zurückliegen. Damit unterstützen Sie Ihren Arzt dabei, die Krankheitszeichen bereits im Frühstadium einzuordnen.

Zum Ausschluss anderer neurologischer Erkrankungen (z. B. Tumor, Blutung, Enge des Rückenmarkkanals, Bandscheibenvorfall, Vitamin-B12-Mangel, Neuroborreliose, Neurolues oder Vaskulitis) ist neben der Kernspintomografie vor allem die Computertomografie (CT) hilfreich. Kernspintomografie und neurophysiologische Untersuchungen können unbemerkte Krankheitsherde aufdecken und andere oder zusätzliche Erkrankungen ausschließen helfen.

Heute versucht man die Diagnose so schnell wie nur irgend möglich zu stellen, da ein früher Einsatz von Medikamenten das Risiko der Entstehung einer Autoimmunkrankheit verringert und ihr Verlauf begünstigt werden kann.

Medikamente, die auf das Immunsystem wirken

Es gibt zahlreiche immunsuppressiv wirksame Medikamente, die an unterschiedlichen Stellen in das Immunsystem eingreifen. Eine Auswahl häufig verwendeter immunsuppressiver Wirkstoffe und möglicher Anwendungsgebiete stelle ich Ihnen im Folgenden vor.

Immunsuppressiva

Immunsuppressiva unterdrücken das körpereigene Abwehrsystem, also unser Immunsystem.

Bei Autoimmunerkrankungen werden in vielen Fällen sogenannte Immunsuppressiva eingesetzt, um das überaktive Immunsystem abzuschwächen. Ihre Wirkung beruht meist auf folgenden Mechanismen:

- Hemmung der Weiterentwicklung von Körperzellen, Reduzierung der Anzahl der weißen Blutkörperchen (T-Lymphozyten) oder
- Beeinflussung von Zytokinen, spezieller Eiweiße, die das Wachstum und die unterschiedliche Ausprägung von Körperzellen regulieren

Diese Wirkstoffgruppe weist sehr viele verschiedene Varianten auf, daher sind auch die Nebenwirkungen sehr unterschiedlich. Ganz allgemein begünstigen sie meistens eine Infektanfälligkeit, da es zu einer Einschränkung der körpereigenen Abwehrmechanismen kommt.

Man unterteilt die Immunsuppressiva in folgende Gruppen:

Glucocorticoide

Bei akuten Erkrankungen kurz und als Stoßtherapie angewandt, ist Kortison bei den meisten Menschen praktisch frei von Nebenwirkungen.

Beim akuten Schub ist die hochdosierte Therapie mit Kortison das Mittel der Wahl. Kortison gehört zu den Glucocorticoiden. Diese binden in der Zellflüssigkeit an einen speziellen Glucocorticoid-Rezeptor (GR) und hemmen die Bildung der sogenannten Entzündungsvermittler wie Interleukin-1 und -6, Prostaglandine, Leukotriene, TNF oder Interferon. Zumeist setzt man folgende Wirkstoffe ein:

- Hydrocortison
- Methylprednisolon
- Prednisolon
- Prednison

Calcineurin

Calcineurin gehört zu den kortisonfreien Entzündungshemmern und wird meist äußerlich als Salbe angewandt. Calcineurin ist ein Enzym, das in T-Lymphozyten (eine spezielle Form der weißen Blutkörperchen) aktiviert wird, sobald eine entsprechende Zelle an den T-Zell-Rezeptor bindet. Damit leitet man die Immunantwort der aktivierten T-Lymphozyten ein und verstärkt sie. Zu dieser Gruppe gehören:

- Ciclosporin A
- Tacrolimus
- Pimecrolimus

mTOR-Inhibitoren

mTOR ist ebenfalls ein Enzym, das unter anderem den Zellstoffwechsel sowie das Wachstum der Zellen steuert. Damit soll im Endeffekt die Hemmung der Lymphozytenaktivierung bewirkt werden. Vertreter dieser Wirkstoffgruppe sind:

- Sirolimus (Rapamycin)
- Everolimus

Hemmstoffe der DNA-Synthese

Mit diesen Wirkstoffen wird die Weiterentwicklung der weißen Blutkörperchen aufgehalten. Sie haben außerdem eine hemmende Wirkung auf das Immunsystem. Dazu gehören:

- Azathioprin
- 6-Mercaptopurin
- Cyclophosphamid
- Methotrexat
- Mitoxantron
- Mycophenolatmofetil

Monoklonale Antikörper

Monoklonale Antikörper sind Antikörper, die von einer Zelllinie („Zellklon") produziert werden.

Monoklonale Antikörper sind Biologika, also aus Zellkulturen hergestellt, und werden also durch gentechnische Verfahren optimiert. Dabei handelt es sich um von Immunzellen gebildete Proteine, die Fremdstoffe und infektiöse Erreger, aber auch alternde und im Körper entartete Zellen binden und Mechanismen in Gang setzen, diese zu eliminieren.

Diese Antikörper können die Botenstoffe des Immunsystems abfangen und so die Entzündungsreaktion hemmen. Mittlerweile werden die monoklonalen Antikörper durch eine Weiterentwicklung abgelöst: die rekombinanten Antikörper, die durch gentechnische Methoden künstlich produziert werden. Dazu gehören:

- Interleukin-Inhibitoren
- TNF-alpha-Inhibitoren
- CD80- und CD86-Antikörper

Stammzellentherapie

Bei der Stammzellentherapie werden körpereigene Stammzellen oder die eines Spenders eingesetzt. Stammzellen sind Körperzellen, die sich in verschiedene Zelltypen oder Gewebe entwickeln können, das heißt: Sie befinden sich in ihrer ursprünglichen Form, und aus ihnen können sich alle möglichen Körperzellen und daraus wiederum Organe entwickeln.

Es wird zwischen embryonalen und adulten Zellen unterschieden. Embryonale Zellen befinden sich in einem Embryo, adulte sind lebenslang im menschlichen Organismus vorhanden. Stammzellen können sich regenerieren, teilen und zu anderen Zellarten (z. B. roten und weißen Blutkörperchen und Blutplättchen) entwickeln.

In der Stammzellentherapie werden zuvor isolierte und konservierte Stammzellen durch eine Infusion in den Blutkreislauf der betroffenen Person eingeführt. Am häufigsten erfolgt eine Stammzellentherapie bei Blut- und Krebserkrankungen, bei denen das Knochenmark aufgrund einer Chemotherapie geschädigt ist. Bei Autoimmunkrankheiten wird sie derzeit bei Diabetes und Multipler Sklerose erprobt.

Psychotherapie

Autoimmunkrankheiten sind Krankheiten, die man nicht einfach so „schluckt". Niemand hört die Diagnose gern, und ist sie gestellt, muss man sie erst einmal verarbeiten. Die Unterstützung durch einen Psychotherapeuten kann hier durchaus hilfreich sein. Dies zum einen, um den Stress, der mit der Diagnose und der Krankheitsbewältigung in Zusammenhang steht, besser zu verkraften, zum anderen, um durch einen gezielten Abbau von Stress das Immunsystem zu stärken. Ihr behandelnder Arzt wird eine Psychotherapie in aller Regel unterstützen und Ihre Krankenkasse die Kosten übernehmen.

Ergo- und Physiotherapie

Die Physiotherapie richtet den Blick auf das körperliche Problem. Die Ergotherapie dagegen betrachtet und behandelt zwar auch die körperlichen Beschwerden, geht aber darüber hinaus auf den Alltag und das Umfeld der Betroffenen ein.

Physio- und Ergotherapie ergänzen sich in vielen Therapiemethoden.

Ergotherapie

Ergotherapie wird bei Beeinträchtigungen des Bewegungsapparates eingesetzt. Ergotherapeutische Maßnahmen haben positive Effekte auf die Muskelfunktion, den Bewegungsablauf sowie auf Alltagsaktivitäten: Mit Ergotherapie werden die im täglichen oder Berufsleben erforderlichen Aktivitäten wie Körperhygiene, An- und Auskleiden oder Kochen so weit trainiert, dass sie selbstständig und möglichst ohne Beeinträchtigungen erledigt werden können.

„Funktionelle Spiele" mit Bällen, Steckern oder Kugeln in unterschiedlichen Größen fördern z. B. die Sensibilität der Handfunktion. Mit ihnen wird das Greifen, Sammeln und Bewegen mehrerer Gegenstände in der Hand und deren gezieltes Wiederablegen oder Wiederaufstecken geübt. Der Schwerpunkt liegt sowohl auf der Schulung selektiver als auch komplexer Handfunktionen und auch der Ausdauer. Aus einem Gefäß, das z. B. mit Erbsen oder Linsen gefüllt ist, sollen Würfel oder andere kleine Gegenstände herausgefischt und erkannt werden. Auch das Hantieren mit Igelbällen hilft. Man kann sie auch während des Fernsehens oder einer anderen Tätigkeit nebenbei an der Fußsohle oder den Händen entlangrollen.

Physiotherapie

Physiotherapie gehört zu den allgemein anerkannten und wirksamen Therapien bei verschiedenen Autoimmunkrankheiten wie z. B. Multipler Sklerose. Sie hilft, Schübe zu verkürzen und kann zurückbleibende Störungen bessern.

Der größte Erfolg stellt sich dann ein, wenn Therapeutinnen und Therapeuten die speziellen neurologischen Techniken beherrschen. Die motorisch-funktionelle Behandlung beispielsweise beinhaltet die Minderung pathologischer Haltungs- und Bewegungsmuster und den Erhalt physiologischer Funktionen und Bewegungsabläufe.

Ein Physiotherapeut hat auch die Möglichkeit, über Hilfsmittel wie Gehstützen zu beraten. Hier hilft auch die Ergotherapeutin.

Folgende Funktionen können im Rahmen einer Physiotherapie wesentlich verbessert werden: die spastische Versteifung der Arme und Beine, Gleichgewichtsstörungen beim Stehen und Gehen, Muskelschwäche, Gelenkversteifungen, Durchblutungsstörungen infolge einer Lähmung sowie Funktionsstörungen der Harnblase – und vieles mehr.

Physiotherapie kann auch zur Senkung des Spannungszustands der Muskeln eingesetzt werden. Um den Tonus im Schultergürtel zu senken, legt man zum Beispiel die Beine auf einem Würfel ab und bewegt den Schulterbereich entsprechend.

Eine gute Nachricht: Die Funktionsreserven und damit Stimulierbarkeit des zentralen Nervensystems ist größer als früher angenommen: Selbst nach einer Hirnschädigung können sich neue Verschaltungen entwickeln und Nervenbahnen neu aussprossen; vorhandene Hirnzellen und Nerven können Funktionen von geschädigten Hirngebieten übernehmen.

Mit bewegungsgesteuerten Impulsen und gezieltem Bewegen können verloren gegangene Bewegungsmuster stimuliert werden. Durch langfristiges Wiederholen der – zum Teil neu zu erlernenden – Bewegungsrhythmen lassen sich auch verbesserte oder Ersatzbewegungen festigen, bis man sie schließlich willkürlich und letztlich unbewusst auszuführen lernt.

Physiotherapie kann Betroffenen helfen, das Beste aus ihren körperlichen Möglichkeiten herauszuholen.

Damit diese Reparaturen stattfinden können, ist ein beständiges Training die Voraussetzung. Je intensiver und häufiger Sie z. B. einen Schritt oder eine Handbewegung üben, desto besser kann sich diese Bewegung wieder normalisieren. Dafür muss sie zwar unzählige Male beim sogenannten „repetitiven Training“ unter fachkundiger Anleitung trainiert werden, die Anstrengung lohnt sich jedoch!

Gegen Steifigkeit oder Verkrampfung helfen vor allem die Krankengymnastik nach Bobath und davon abgeleitete Formen. Mit dem Verfahren nach Vojta, das aus der Kinderneurologie entwickelt wurde, werden über gezielte Druckreize Bewegungsmuster gebahnt und Bewegungsabläufe verbessert. Auch die sogenannte Propriozeptive Neuromuskuläre Fazilitierung (PNF) nach Kabat kann bei entsprechenden Problemen nützen. Mit dieser Technik können Bewegungen wiedererlernt werden und das Zusammenspiel von Muskeln und Nervensystem gefördert und Bewegungsmuster erleichtert werden.

Keine Methode ist für alle Menschen in gleicher Form geeignet. Am besten Sie testen verschiedene Techniken und entwickeln anhand der Erfolge Strategien weiter. In einer Studie zeigte sich, dass beispielsweise bei chronischer Multipler Sklerose zweimal 45 Minuten pro Woche Physiotherapie eine deutliche Verbesserung bewirkte. Dies erreicht man nach 15 Einheiten ambulanter Therapie in fünf bis sieben Wochen.

Auch bei Schmerzen kann eine physiotherapeutische Behandlung helfen. Das Ziel der krankengymnastischen Behandlung ist immer eine Verbesserung der durch Schmerz eingeschränkten Bewegungsfunktion.

Wichtig ist es, einen Physiotherapeuten zu finden, der eine entsprechende Zusatzausbildung absolviert hat.

Eine spezielle Form der Physiotherapie ist das Blasen- oder auch Beckenbodentraining. Anhand einer Studie an 80 MS-Patienten konnte gezeigt werden, dass durch ein angeleitetes Beckenbodentraining, das zu Hause weitergeübt wird, eine deutliche Verbesserung der Inkontinenz, Drangsymptomatik und Harndranghäufigkeit erreicht wird.

Ernährungsberatung

Eine professionelle Ernährungsberatung durch einen Ökotrophologen ist bei mehreren Autoimmunerkrankungen zu empfehlen – das ist oft auch eine Kassenleistung. Die entsprechenden Autoimmunerkrankungen sind z. B.:

- Zöliakie (hier ist die Ernährung ganz besonders wichtig)
- rheumatoide Arthritis
- systemischer Lupus erythematodes
- Multiple Sklerose
- Morbus Crohn
- Colitis ulcerosa
- Diabetes Typ 1

Bei der Ernährungsberatung lernen Sie unter anderem, welche Nährstoffe für Sie besonders wichtig sind, welche Lebensmittel Entzündungen im Organismus fördern und was Sie für Ihre Darmgesundheit tun können.

Achtung vor Wunderheilern

Wer unter einer chronischen Erkrankung leidet, weiß, wovon ich spreche: Es ist kaum zu glauben, wie viele Tipps man von allen Seiten bekommt: Man soll sich unbedingt Tierblut spritzen lassen, um die Erkrankung loszuwerden, oder es mal mit Backpulver probieren ... Es ist zwar wichtig, dass Sie offen bleiben und die Augen aufhalten, ungeprüft sollten Sie jedoch keine von Laien empfohlenen Maßnahmen testen.

Ein guter Arzt weiß hier Bescheid und kann Ihnen Rat geben, welche Methoden zielführend sind, was Sie gegebenenfalls ausprobieren können und wovon Sie auf jeden Fall die Finger lassen sollten. Auch Selbsthilfegruppen (siehe Anhang) können hier fachkundigen Rat erteilen.

Wirklich sinnvolle Maßnahmen, mit denen Sie die Behandlung bei Ihrem Arzt oder Ihrer Ärztin begleiten können, stelle ich Ihnen auf den nächsten Seiten vor.

DAS KÖNNEN SIE SELBST TUN

Ihnen stehen eine ganze Reihe von Selbsthilfemaßnahmen zur Verfügung, mit denen Sie Ihrer Erkrankung wirksam begegnen können: Die Umstellung der Ernährung ist hilfreich, denn manche Lebensmittel können die Produktion von Entzündungsstoffen hemmen oder fördern. Bewegung wirkt der verminderten Beweglichkeit entgegen. Positive Effekte hat es auch, wenn Sie Stress abbauen oder Entspannungstechniken erlernen. Mehr dazu lesen Sie im folgenden Kapitel.

Den Darm stärken

Der Begriff Darmflora, auch Mikrobiota oder Mikrobiom des Darms genannt, bezeichnet Mikroorganismen, die den menschlichen Darm besiedeln.

Der Darm ist so etwas wie der Sitz des Immunsystems und spielt folglich bei der Entstehung von Autoimmunerkrankungen eine entscheidende Rolle: Eine gesunde Darmflora schützt vor Autoimmunprozessen, dagegen kann eine kranke Darmflora sie geradezu fördern. Der Begriff Darmflora, auch Mikrobiota oder Mikrobiom des Darms genannt, bezeichnet alle Mikroorganismen, die den menschlichen Darm besiedeln. Das sind 99 Prozent aller Bakterien, die im und auf dem menschlichen Körper leben.

Darmflora und Autoimmunerkrankungen

Eine ungesunde Darmflora hat viele negative Auswirkungen auf die Gesundheit. Welche Störungen möglicherweise zu Autoimmunprozessen führen können, untersuchte ein Forscherteam um Prof. Dr. Dirk Elewaut von der belgischen Universität Gent. Sie fanden heraus, dass beispielsweise die starke Vermehrung eines bestimmten Darmbakteriums vom Clostridientyp im Darm zu Veränderungen im Lymphgewebe führen kann. Diese führen dann zur Bildung von Antikörpern, die wiederum unkontrolliert Organe und Gewebe angreifen. Das könnte etwa bei Multipler Sklerose und Lupus erythematodes der Fall sein. Haben also junge Menschen einen hohen Clostridienanteil im Darm, kann daraus im späteren Verlauf des Lebens eine Autoimmunkrankheit entstehen.

Zu einem ähnlichen Ergebnis kamen Forscher der US-Universitäten Harvard Medical School und New York University – allerdings bisher nur im Tierversuch: Keimfrei aufgewachsene Mäuse entwickelten keine rheumatoide Arthritis. Erst als die Tiere im Alter von drei Wochen Clostridienbakterien ausgesetzt wurden, bekamen sie die Krankheit. Aber nicht das Bakterium selbst führt zu den krankhaften Autoimmunprozessen. Professorin Hsin-Jung Joyce Wu von der Harvard Medical School bringt es so auf den

Punkt: „Das Bakterium kreiert ein Umfeld, in dem die genetische Veranlagung (zu z. B. rheumatoider Arthritis) freie Bahn hat. Es ist eine Interaktion zwischen Genetik und Umwelt." Wer also keine genetische Veranlagung zu einem derartigen Gesundheitsproblem hat, kann unter Umständen sehr gut mit einem Clostridienbefall leben und bekommt nie eine Autoimmunerkrankung.

Eine weitere Untersuchung aus dem Jahr 2013 erhärtet den Verdacht, dass es einen Zusammenhang zwischen unserer Darmflora und der Entstehung von Autoimmunerkrankungen gibt. Damals gelang es Forschern des NYU Langone Medical Center und der New York University School of Medicine, Veränderungen in der Darmflora von Menschen mit Arthritis zu entdecken. Dafür untersuchten sie Stuhlproben von 42 Patientinnen und Patienten sowie 28 gesunden Erwachsenen und stellten fest, dass Menschen mit Arthritis eine wesentlich höhere Bakterienanzahl vom Typ Prevotella im Darm hatten. Dabei handelte es sich um andere Prevotellastämme als jene, die in einer gesunden Darmflora zu finden sind.

> Ein gestörtes Darmimmunsystem spielt eine wichtige Rolle bei der Entstehung und Aufrechterhaltung von Autoimmunerkrankungen.

Forscher vom Helmholtz-Zentrum für Umweltforschung entdeckten zudem Folgendes: Bringt man gesunde Darmbakterien aus dem Verdauungstrakt ausgewachsener Mäuse in den Verdauungstrakt von Jungtieren, schützt das Letztere vor Diabetes Typ 1. Von den unbehandelten Tieren entwickelten 85 Prozent Diabetes Typ 1, während nach dem Transfer der Darmbakterien nur noch 25 Prozent erkrankten. Überraschend war dabei die Erkenntnis, dass die Darmbakterien offenbar auch Einfluss auf das Hormonsystem der Tiere hatten. Auf diese Weise konnte die Entstehung der Autoimmunerkrankung verhindert werden.

Der menschliche Darm stellt einen wichtigen Teil des Immunsystems dar, und ein gestörtes Darmimmunsystem spielt offensichtlich eine wesentliche Rolle bei der Entstehung und Aufrechterhaltung von Autoimmunerkrankungen.

Autoimmunerkrankung und übertriebene Hygiene
Schon lange wird vermutet, dass die steigende Zahl von Autoimmunerkrankungen auch mit der zunehmenden Keimfreiheit unserer Umgebung zu tun haben könnte. So ist z. B. bekannt, dass Kinder, die regelmäßig einer Vielzahl verschiedener Bakterien ausgesetzt sind, besser vor Autoimmunerkrankungen geschützt sind als solche, die in einer vergleichsweise sterilen Umgebung aufwachsen.

Wenn die Darmwand geschädigt ist: Leaky Gut

Unter dem Leaky-Gut-Syndrom (LGS) versteht man eine geschädigte bzw. undichte Darmschleimhaut, also einen undichten oder lecken Darm. Dieser gilt als gewichtige Mitursache für zahlreiche chronische Krankheiten, von denen die meisten als unheilbar gelten, wie Allergien und eben auch Autoimmunerkrankungen. Seit den 1980er-Jahren wird bereits am Leaky-Gut-Syndrom geforscht.

Die Symptome eines Leaky-Gut-Syndroms können sehr vielfältig und undeutlich sein, z. B.

- Konzentrationsstörungen, Migräne, Nervosität
- Stimmungsschwankungen bis hin zu Depressionen
- chronische Müdigkeit
- Akne und Ekzeme
- chronische Gelenk- und/oder Muskelschmerzen
- wiederkehrende Blasen- oder Vaginalinfekte
- Blähungen, Reizdarmbeschwerden
- Unverträglichkeiten verschiedener Lebensmittel

Da viele Symptome nicht unbedingt mit einem kranken Darm in Verbindung gebracht werden, führen die meisten Betroffenen diese gar nicht auf ihr Verdauungssystem zurück. Schließlich entwickeln sich dann ernsthafte Beschwerden wie chronisch entzündliche Darmerkrankungen (Morbus Crohn oder Colitis ulcerosa) oder andere Autoimmunerkrankungen.

Die gute Nachricht lautet: Das Leaky-Gut-Syndrom ist heilbar, die mit ihm im Zusammenhang stehende Krankheit bessert sich meist, sobald sich der Darm wieder erholt hat.

Das Leaky-Gut-Syndrom betrifft vor allem den Dünndarm, nicht jedoch den Dickdarm. Aber was bedeutet das genau, wenn der Dünndarm „leaky“, also „undicht“ ist? Unsere Darmschleimhaut bildet eine Barriere zwischen dem Darminhalt und dem Blutkreislauf, deshalb nennt man sie auch „Darmbarriere“. Ist diese Barriere intakt, lässt sie nur Wasser und die benötigten Nährstoffe ins Blut durch.

Links eine funktionstüchtige Darmbarriere, rechts eine löchrige

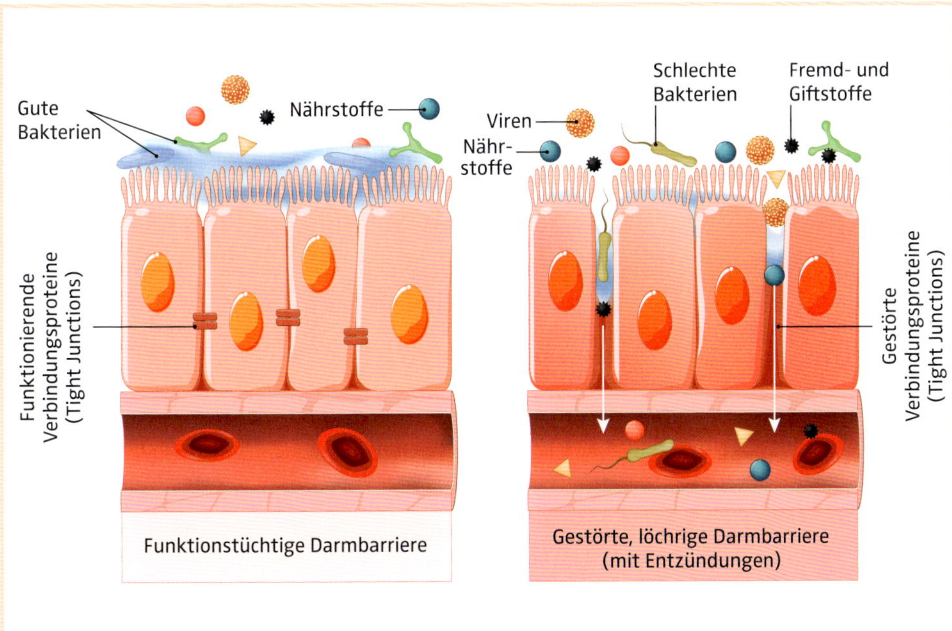

Bei dem undichten Darm weist die Darmschleimhaut plötzlich Lücken auf, die auch Stoffe in den Blutkreislauf durchlassen, die dort auf keinen Fall hingehören, wie Giftstoffe, Pilze, Pilzgifte und unvollständig verdaute Teilchen. Im gesunden Fall werden

sie mit dem Stuhl ausgeschieden. Kommen diese Substanzen im Blut an, klingeln sämtliche Alarmglocken des Immunsystems: Es versucht, diese Eindringlinge zu vernichten und es kommt zu Immunreaktionen. Entzündungsstoffe werden gebildet und ausgeschüttet. Gleichzeitig bildet der Organismus Antikörper gegen die Fremdstoffe, die sich nun plötzlich im Blut befinden. Häufig kommt es dann zu den unterschiedlichsten Allergien.

Die „eingewanderten" Substanzen ähneln in manchen Fällen auch körpereigenem Gewebe. Dann kann es vonseiten des Immunsystems zu Verwechslungen kommen und es greift eigene Zellen an – in der Vermutung, es handle sich um einen der Eindringlinge. Das Ergebnis ist eine Autoimmunerkrankung.

Die Diagnose

Effektiv sind die folgenden beiden Tests für das Leaky-Gut-Syndrom:

Lactulose-Mannitol-Test: Nach einer entsprechenden Untersuchung berechnet man das Verhältnis der aufgenommenen Mengen der beiden Zucker und gibt dies in Form des L/M-Quotienten an (L/M = Lactulose/Mannitol). Sie erhalten diesen Test mittlerweile in einigen gastroenterologischen Arztpraxen und auch Praxen für Naturheilverfahren.

Zonulin-Stuhltest: Findet man im Blutserum einen erhöhten Zonulinwert, kann auch der ein Hinweis für ein Leaky-Gut-Syndrom sein. Zonulin ist ein Eiweiß, das die sogenannten Tight Junctions („feste Verbindungen") in der Darmschleimhaut öffnen kann. Damit verstärkt es die Durchlässigkeit der Darmschleimhaut.

Sind die Testergebnisse nicht eindeutig, können Sie noch den Biomarker sIgA im Stuhl bestimmen lassen.

Eine Folge unseres Lebensstils

Das Leaky-Gut-Syndrom ist leider oft die Folge unseres modernen Lebensstils, der einer Darmbarriere nicht zuträglich ist. Um zu verstehen, warum unsere Ernährung, Genussgifte und Medikamente schädlich auf sie wirken, müssen wir uns den Aufbau der Darmbarriere genauer anschauen.

Eine gesunde Darmschleimhaut verhindert, dass die mit der Nahrung eintreffenden Schadstoffe und Bakterien sowie Nahrungspartikel in den Blutkreislauf gelangen. Dazu verfügt sie über mindestens drei verschiedene Schutzschichten:

> Darmbakterien machen im Durchschnitt 700 g unseres Körpergewichts aus.

1. **Die Darmbakterien:** Die erste ist die Darmflora mit ihren bis zu 100 Billionen Darmbakterien. Diese Mikroorganismen erfüllen sehr viele Aufgaben. Ihnen ist es z. B. zu verdanken, dass die Schleimschicht immer wieder neu aufgebaut wird. Außerdem trainiert sie das Immunsystem und produziert Nährstoffe für die Darmschleimhautzellen.

   Ihre wichtigste Aufgabe besteht jedoch darin, schädliche Bakterien und Pilze zu verdrängen, denn diese würden die Schleimhaut angreifen. Ist die Darmflora gesund, haben die unwillkommenen Mikroorganismen keine Chance.
2. **Die Mukusschicht:** Die zweite ist die Schleimschicht, auch Mukosa-Schleim genannt. Sie besteht aus einem besonderen Gel. Viele Schadstoffe können sich nicht anlagern und gelangen somit gar nicht erst in die tieferen Schichten der Darmschleimhaut.

   Mit dem Mukosa-Schleim gelangt auch das sIgA in das Darminnere. sIgA ist ein Antikörper und gehört zum Immunsystem. Es bindet im Darminneren sämtliche Schad- und Giftstoffe, die es bekommen kann, und entlastet so deutlich die Darmschleimhaut. Sobald das sIgA ein Virus oder einen gesundheitsschädlichen Stoff bindet, wird es mit dem Stuhl ausgeschieden und kann somit nicht mehr zur Darmschleimhaut und erst recht nicht durch sie hindurch in die Blutbahn gelangen. Daraus folgt: Je besser der Darm mit sIgA versorgt ist, umso stärker ist das Immunsystem und umso besser ist die Darmschleimhaut geschützt.
3. **Die Darmschleimhaut:** Unter der Mukusschicht befindet sich die Darmschleimhaut (Mukosa). Sie ist aus Schleimhautzellen

aufgebaut, die über sogenannte „Tight Junctions“ miteinander verbunden sind. Dies sind bänderförmige Eiweiße, die die Zellen zusammenhalten. Ohne sie könnten Schadstoffe ungehindert durch die Zwischenräume zwischen den einzelnen Zellen schlüpfen und in den Blutkreislauf gelangen.

Beim Leaky-Gut-Syndrom sind alle diese Schutzsysteme nicht intakt, das heißt: Die Schleimschicht wird ständig dünner und die Menge des sIgA wird verringert. Und: Je dünner die Schleimschicht ist, desto weniger sIgA gelangt in den Darm. Die Darmflora ist hierdurch gestört. Dann funktionieren auch die Tight Junctions in der Schleimhaut nicht mehr, sodass sich zwischen den Darmschleimhautzellen Lücken bilden. Damit ist der Darm undicht geworden.

Als Folge entstehen Entzündungen, die nicht selten die Durchlässigkeit der Darmschleimhaut noch weiter vergrößern. Nun können noch mehr Schadstoffe, gesundheitsschädliche Stoffe und Partikel die Darmschleimhaut durchdringen. Die Entzündung nimmt zu.

Ursachen der Entstehung des Leaky-Gut-Syndroms können also sein:

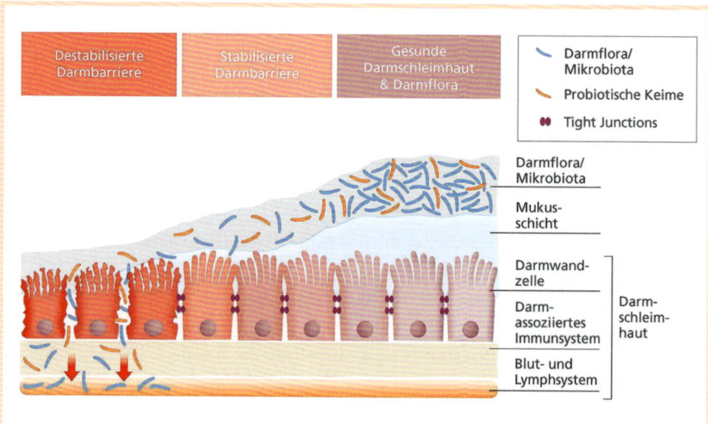

Bei einem Leaky-Gut-Syndrom wird die Darmschleimhaut immer dünner

- Zerstörung der Darmschleimhaut
- Reduzierung von sIgA
- Schädigung der Darmflora

Ungesunde Ernährung

Oft beobachtet man, dass Menschen mit einem Leaky-Gut-Syndrom gerne viel Zucker und isolierte Kohlenhydrate (Zucker, weißer Reis, Weißmehlprodukte wie Brot oder Nudeln) essen und gleichzeitig wenig Ballaststoffe und Gemüse zu sich nehmen. Zusätzlich werden auch noch die falschen Fette gegessen – dazu gehören Wurst und Käse – und Alkohol getrunken. Liegt zudem eine Empfindlichkeit gegen Gluten und Milcheiweiß vor, dann beschleunigen Milch- und Getreideprodukte die Entwicklung des Leaky-Gut-Syndroms.

Alkohol

Bereits seit den 1970er-Jahren ist bekannt, dass Alkohol die Darmbarriere schädigen kann. Mindestens zwei alkoholfreie Wochen sind notwendig, bevor die Regeneration der alkoholbedingten Darmschleimhautschäden einsetzt. Pausiert man nur vier Tage zwischen den Alkoholtagen, dann bleibt die beschädigte Darmbarriere bestehen und eine Regeneration kann nicht erfolgen.

> Alkohol schädigt die Darmbarriere.

Medikamente

Viele Arzneien greifen die Darmschleimhaut an und irritieren die Darmflora. An erster Stelle stehen hier Antibiotika, die leider nicht nur schädliche, sondern auch gesundheitsfördernde Bakterien töten. Auf diese Weise reduzieren sie die Darmflora und beeinträchtigen einen wichtigen Schutzschild der Darmschleimhaut. Oft bekommt man nach einer Antibiotikatherapie einen Pilzbefall. Die Pilze können sich ansiedeln, sobald die schützenden Bakterien der Darmflora mengenmäßig reduziert sind. Diesen können Antibiotika nichts anhaben und sie vermehren sich rasant.

Zusätzlich beeinträchtigen nicht-steroidale Entzündungshemmer (Schmerzmittel), die oft langfristig oder sogar dauerhaft eingenommen werden, die Darmbarriere immens. Dabei handelt es sich um ASS, Ibuprofen, Diclofenac, Indometacin und viele andere. Auch durch die Einnahme von Kortison kann die Magen- und Darmschleimhaut geschädigt werden.

Schließlich stellen auch Bestrahlungen und Chemotherapien eine große Gefahr für die Darmbarriere dar. Beide Behandlungsarten zielen auf Körperzellen ab, die sich in kurzen Abständen teilen und vermehren. Das sind Krebszellen, aber leider auch die Zellen der Darmschleimhaut. Infolgedessen kommt es bei Krebsbehandlungen oft zu massiven Magen-Darm-Beschwerden – inklusive des Leaky-Gut-Syndroms.

Mikropilze

Der Hefepilz Candida kann sich nach Antiobiotikatherapien oder durch zu viel Zucker sehr gut vermehren und die Darmschleimhaut schädigen.

In unserem Darm leben Bakterien, Viren und Mikropilze. Zu Letzteren gehört der Hefepilz Candida, der bei rund 70 Prozent der Erwachsenen zu finden ist. Er kann sich nach Antiobiotikatherapien oder auch durch den übermäßigen Verzehr von isolierten Kohlenhydraten wie Zucker oder Weißmehl sehr gut vermehren und die Darmschleimhaut schädigen. Dies tut er auf zweierlei Arten:

- Er verdrängt die gesunde Darmflora, die die Darmschleimhaut schützen würde.
- Er gibt gesundheitsschädliche Stoffe ab (Pilzgifte), die die Darmschleimhaut schädigen.

Hat er es geschafft, den Darm zu schädigen und ist unser Verdauungsorgan schließlich undicht, können nicht nur die Pilzgifte, sondern auch der Pilz selbst in den Blutkreislauf gelangen und sich dort bis in die Organe hinein ausbreiten. Man nennt dieses eine systemische Pilzinfektion. Sie ist sehr selten und tritt nur bei stark geschwächtem Immunsystem auf.

Stress

Stress kann, vor allem in Kombination mit Alkohol, Zucker und Medikamenten, zu Candidabefall führen und auf diese Weise die Darmschleimhaut schädigen. Auch Stress allein – vor allem, wenn er mehrere Wochen oder gar Monate anhält – ist ein Risikofaktor des Leaky-Gut-Syndroms. Körperliche Beschwerden sind nach besonders anstrengenden Phasen häufig die Folgen. Das gilt vor allem nach Trauer, Trennung vom Partner, Mobbing bei der Arbeit, aber auch bei Panik- und Angstzuständen.

Vitalstoffmangel

Selbstverständlich ist die Darmschleimhaut auch auf Nähr- und Vitalstoffe aller Art angewiesen. Hat man irgendwo einen Mangel, leidet auch die Darmschleimhaut und ihre Funktionsfähigkeit nimmt ab. Das betrifft einige der folgenden Stoffe besonders:

- Vitamin A ist unerlässlich für die Gesundheit der Schleimhäute im gesamten Organismus, so auch für die Vorbeugung eines Leaky-Gut-Syndroms.

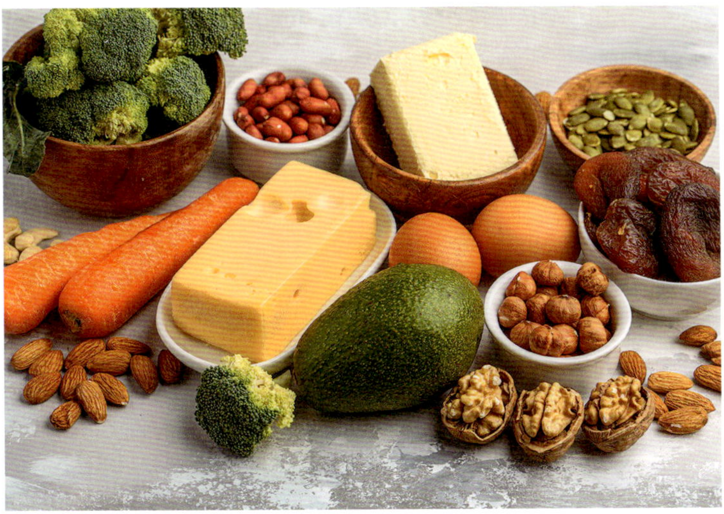

Ein Mangel an Vitalstoffen, vor allem an Vitamin A, kann die Funktionsfähigkeit der Darmschleimhaut beeinträchtigen

- Zink benötigen wir für die Regeneration und Heilung der Darmschleimhaut. Fehlt der Mineralstoff, kann sich die Darmschleimhaut nur schlecht erholen und man wird anfällig für das Leaky-Gut-Syndrom. Infolgedessen ist es wichtig, bei einem Leaky-Gut-Syndrom immer testen zu lassen, ob ein Zinkmangel vorliegt.

Ein Wissenschaftlerteam aus Italien entdeckte, dass eine achtwöchige Nahrungsergänzung mit Zink das Leaky-Gut-Syndrom bei Menschen mit Morbus Crohn sehr gut bessern konnte. Dies blieb auch im darauffolgenden Jahr so; bei fast allen Probanden kam es zu keinem erneuten Schub.

Befall des Verdauungsapparates

Gesundheitsschädliche Bakterien, Pilze, Parasiten (z. B. der Hundebandwurm) und Viren bringen das gesunde Milieu im Körper aus dem Gleichgewicht, in der Folge kann es zu Magen-Darm-Infekten kommen. Dagegen werden Medikamente verschrieben, die aber meist auch dem Darm schwer zusetzen. Die Folge ist, dass Darminfektionen in manchen Fällen auch nach der akuten Phase noch lange nicht vorbei sind. Auch wenn sich die Verdauung wieder einigermaßen normalisiert hat, ist einem nicht so richtig wohl. Das kann an einem Leaky-Gut-Syndrom liegen, das nunmehr die endgültige Regeneration verhindert.

Leaky Gut und Autoimmunerkrankung

Inzwischen weiß man, dass bei der Mehrzahl der folgenden Autoimmunkrankheiten ein Leaky-Gut-Syndrom vorliegen kann, beispielsweise:

- **Rheuma:** Schon lange wird vermutet, dass von Morbus Bechterew Betroffene ebenso wie jene mit rheumatoider Arthritis eine im Vergleich zur Kontrollgruppe signifikant erhöhte Durchlässigkeit der Darmschleimhaut aufweisen.

- **Psoriasis:** Auch bei Psoriasis fand man derartige Zusammenhänge bereits Anfang der 1990er-Jahre.
- **Reizdarm:** Seit 2006 belegen Forscher, dass ein Leaky-Gut-Syndrom bei Menschen mit Reizdarm regelmäßig vorhanden ist.
- **Das chronische Erschöpfungssyndrom (CFS):** 2007 veröffentlichten belgische Wissenschaftler, dass das CFS immer von immunologischen Störungen begleitet wird. Auch hier wird ein Leaky-Gut-Syndrom als Ursache vermutet und Menschen mit CFS immer auch eine Therapie zur Regeneration der durchlässigen Darmschleimhaut empfohlen.
- **Diabetes Typ 1:** 2008 fanden finnische Wissenschaftler heraus, dass schon Kinder mit Diabetes Typ 1 eine übermäßige Durchlässigkeit des Darms aufweisen.
- **Zöliakie:** Bereits 2009 veröffentlichten Forscher aus den USA, dass nicht nur genetische und umweltbedingte Faktoren bei der Entstehung von Diabetes Typ 1 und Zöliakie eine wichtige Rolle spielen, sondern auch das Leaky-Gut-Syndrom. Damals verdichtete sich die Beweislage, dass eine erhöhte Durchlässigkeit der Darmschleimhaut bei der Entwicklung vieler Autoimmunerkrankungen einen Schlüsselfaktor darstellt.

Ein Leaky-Gut-Syndrom spielt bei einer ganzen Reihe von Autoimmunerkrankungen eine wesentliche Rolle.

- **Multiple Sklerose:** 2014 zeigten schwedische Forscher, dass ein Leaky-Gut-Syndrom bereits lange vor dem Ausbruch der Multiplen Sklerose besteht. Zur selben Zeit stellten sie fest, dass bestimmte Probiotika (L. paracasei und L. plantarum) das Risiko für die Entstehung einer Multiplen Sklerose senken können.
- **Herzkrankheiten und chronisch-entzündliche Darmkrankheiten:** Ebenfalls 2014 konnte man im European Heart Journal lesen, dass ein kranker Darm immer auch das Herz beeinträchtigt. Demnach haben Personen mit chronisch-entzündlichen Darmerkrankungen grundsätzlich ein höheres Risiko, zusätzlich eine koronare Herzkrankheit zu entwickeln.
- **Migräne und die Darmgesundheit:** Holländische Forscher entdeckten 2014 einen Zusammenhang zwischen Migräne oder

chronischem Kopfschmerz und der Darmgesundheit. Sie fanden heraus, dass Migräne besonders häufig bei Menschen auftritt, deren Darmschleimhaut angeschlagen ist. Leidet man an Migräne, kommt oftmals ein Reizdarmsyndrom, eine chronisch-entzündliche Darmerkrankung oder eine Zöliakie hinzu. Dabei genügt es, wenn die stillende Mutter häufig Migräne hat: Das Kind hat dann verstärkt Koliken. Häufig leiden auch die Kinder selbst an Migräne. Man vermutet, dass die Ursache eine erhöhte Durchlässigkeit der Darmschleimhaut in Verbindung mit entzündlichen Reaktionen ist, und empfiehlt Betroffenen versuchsweise die Einnahme von Prä- und Probiotika. Präbiotika sind bestimmte Ballaststoffe, die der Darmflora als Nahrung dienen. Dazu gehört z. B. das Inulin oder die Fructooligosaccharide (FOS) im Yaconsirup oder -pulver.

Wie Sie an dieser (unvollständigen) Liste sehen können, ist es wichtig, bei jeder Gesundheitsprävention auch Maßnahmen zur Verhinderung der Entstehung eines Leaky-Gut-Syndroms vorzunehmen. Auf diese Weise kann die Gefahr für die Entstehung einer ernsthaften Krankheit deutlich reduziert werden.

Sind Sie nahrungsmittelintolerant?

Wenn Sie den Verdacht haben, dass Sie Gluten, Laktose, Fruktose oder Histamin nicht vertragen, sollten Sie dies beim Arzt testen lassen (in der Regel beim Gastroenterologen – vorher nachfragen, da nicht alle diesen Test anbieten). Bei einem entsprechenden Resultat müssen Sie auf die jeweiligen Nahrungsmittel vorerst verzichten, damit Ihrem Darm die ständigen Irritationen erspart bleiben. Auch Nahrungsmittelintoleranzen können sehr stark zur Entstehung eines Leaky-Gut-Syndroms beitragen. Auf der anderen Seite können diese auch die Folge eines Leaky Gut sein.

Naturheilkundliche Behandlung

Aus den bereits beschriebenen Eigenschaften und Kennzeichen des Leaky-Gut-Syndroms können folgende naturheilkundliche Maßnahmen zur Behandlung abgeleitet werden:

1. Maßnahmen zum Schutz der Darmschleimhaut
2. Maßnahmen zum Aufbau der Darmflora
3. Maßnahmen zur Sanierung der Darmschleimhaut
4. Maßnahmen, die Entzündungen hemmen

Schutz der Darmschleimhaut Am besten schützen Sie Ihre Schleimschicht im Magen-Darm-System durch die Vermeidung von schädlichen Lebensmitteln und Getränken. Da es einige Zeit dauert, bis diese Maßnahme wirkt, können Sie übergangsweise für einen natürlichen Ersatz der Schleimschicht sorgen. Dies ist möglich, indem Sie schleimhaltige oder schleimbildende Lebensmittel zu sich nehmen.

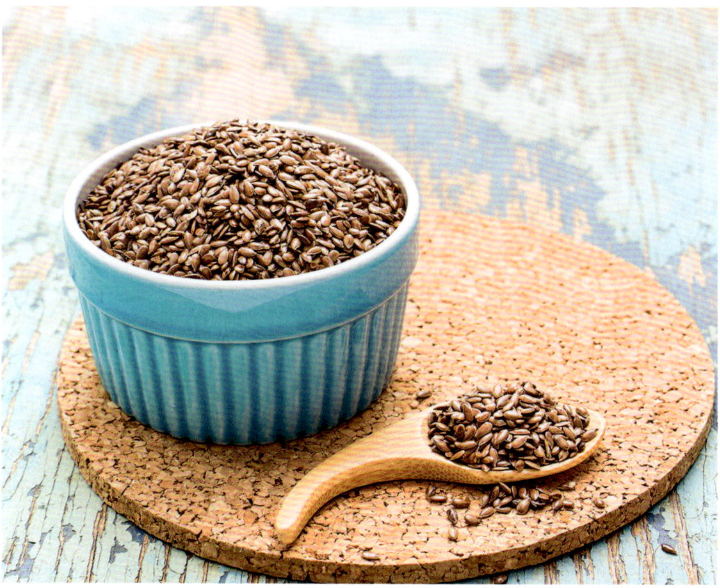

Leinsamenschleim pflegt die Darmschleimschicht auf natürliche Weise

Geschroteter Leinsamen ergibt mehr Schleim.

Leinsamen und Co. Schleimliefernde Lebensmittel sind z. B. Leinsamen (der goldene liefert mehr wertvolle Schleimstoffe als der braune), Flohsamen oder Chiasamen.

Für einen Schleim 2–3 EL Leinsamen mit 250–500 ml Wasser in eine Schüssel geben, umrühren. Am nächsten Tag den Leinsamenschleim kurz aufkochen und durch ein feines Sieb gießen. In eine Thermoskanne füllen und lauwarm über den Tag verteilt, z. B. in drei Portionen, zu sich nehmen.

Im Internet finden Sie auch Eibischwurzeltee zum Bestellen oder Selbermachen.

Eibischwurzeltee Es gibt auch schleimbildende Heilpflanzen, z. B. die Eibischwurzel. Diese Pflanze wirkt schleimhautschützend und reizlindernd. Wichtig dafür ist ein Kaltansatz, damit sich der Schleim aus der Wurzel löst, denn Hitze baut den Schleim ab und vermindert die Wirkung.

Dazu 1 TL zerkleinerte Eibischwurzel oder 1 TL Eibischblätter mit einer Tasse kaltem Wasser übergießen. Diesen Ansatz 1–2 Stunden stehen lassen und immer wieder umrühren. Anschließend den Ansatz abgießen und schluckweise trinken. Immer ganz austrinken, nicht aufheben.

Süßholzwurzeltee Süßholz kann ebenfalls die Schleimhaut schützen. Zusätzlich fördert die nach Lakritz schmeckende Wurzel die Schleimzusammensetzung und die Schleimproduktion der Schleimhäute, und dies, ohne im Magen die Säurebildung anzuregen. Darüber hinaus wirkt die Süßholzwurzel entzündungshemmend und heilend.

Für den Tee 1 TL Süßholzwurzel mit 150 ml kaltem Wasser zum Kochen bringen und kurz kochen lassen, absieben. 3–5 Tassen täglich trinken. Nach 4–6 Wochen eine mehrwöchige Pause einlegen, da die Heilpflanze sehr stark wirkt.

Aufbau der Darmflora Um die Darmflora aufzubauen und Ihrem Immunsystem im Darm Gutes zu tun, eignen sich präbiotische plus probiotische Speisen und Getränke. Wichtig ist natürlich auch, dass Sie sich ausgewogen ernähren und ausreichend viel trinken.

Möglicherweise helfen Probiotika Probiotische Darmbakterien können möglicherweise die Darmschleimhautzellen zu einer vermehrten Bildung der Tight Junctions bewegen und dadurch die Durchlässigkeit der Darmschleimhaut verringern. Dafür werden Probiotika ein- bis zweimal täglich zu den Mahlzeiten eingenommen.

Sie sind Bestandteil einer Darmsanierung (siehe Seite 52) und können das Leaky-Gut-Syndrom möglicherweise bessern, zum einen über die Vorteile der probiotischen Bakterien, zum anderen über das enthaltene Flohsamenschalenpulver. Dieses Pulver sorgt für einen gut gleitenden Schleim, der die Darmwände sehr schonend reinigt. Möglicherweise kann damit der noch fehlende oder nur dünn vorhandene körpereigene Schleim ersetzt werden.

Eine Darmsanierung nimmt ein bis drei Monate in Anspruch. Probiotika sollte man etwa drei Monate lang einnehmen.

Präbiotika helfen den Probiotika Präbiotika sind Stoffe, die den probiotischen Bakterien als Nahrung dienen. Dazu gehören Inulin oder FOS (Fructooligosaccharide), die z. B. im Yaconsirup oder -pulver enthalten sind. Sie sind wichtig, weil sich in einem Darm mit Leaky Gut die positiven Bakterien nur sehr zögerlich ansiedeln. Erhalten sie jedoch ausreichend Präbiotika, kann sich die Darmflora schneller erholen.

Da der Darm durch das Leaky-Gut-Syndrom oft auch sehr empfindlich ist, sollten Sie Präbiotika vorsichtig einnehmen und mit geringen Mengen beginnen. Damit vermeiden Sie eine persönliche Unverträglichkeit, Blähungen und andere Verdauungsbeschwerden.

Gegen Candida-Infektionen vorgehen Candidapilze verhindern möglicherweise, dass sich eine gesunde Darmflora einstellen kann. Ein Befall mit dem unangenehmen Pilz kann sich in vielen Symptomen zeigen, wie Darmbeschwerden (Blähungen) oder Kopfschmerzen. Vielleicht zeigen sich auch vereinzelt auftretende runde ausschlagähnliche Punkte auf der Haut, die nicht einmal mit Juckreiz verbunden sind.

Wurde bei Ihnen eine Candida-Infektion festgestellt, werden zusätzlich zur Darmsanierung gezielt Anti-Candida-Maßnahmen empfohlen, z. B.:

- eine Kombination aus Kokos- und Oreganoöl
- Olivenblattextrakt
- Lapacho- oder Zistrosentee
- Grapefruitkernextrakt
- Entsprechende Tees oder Heilpflanzen finden Sie im Internet.

Man kann eine dieser Möglichkeiten anwenden oder auch mehrere miteinander kombinieren – abhängig vom Grad der Pilzinfektion.

Sanierung der Darmschleimhaut Um Ihre Darmschleimhaut zu regenerieren, helfen die bereits dargestellten Möglichkeiten. Aber es gibt weitere.

L-Glutamin ist ein Eiweißbaustein, der sich heilend auf die Darmschleimhaut auswirkt. Die Substanz kann die Durchlässigkeit der Darmschleimhaut reduzieren, die Darmbarriere aufrechterhalten und chronische Entzündungsprozesse lindern.

Normalerweise stellt der Eiweißbaustein die Hauptenergiequelle für den Darm dar. Die Darmschleimhautzellen sollen sogar 70 Prozent des gesamten mit der Nahrung aufgenommenen L-Glutamins verbrauchen. Kleine Studien zeigten, dass L-Glutamin bei Bauch-Operationen hilfreich ist, jedoch nicht bei Morbus Crohn. Man rät zu L-Glutamin-Dosen von 0,5 g pro Kilogramm Körpergewicht und Tag.

Am besten beginnen Sie mit kleinen L-Glutaminmengen, um sich langsam daran zu gewöhnen und Unverträglichkeiten auszuschließen. Das wären z. B. 1- bis 2-mal täglich je 3 g auf nüchternen Magen. Dann können Sie sich langsam auf 2-mal täglich 5 g steigern. Anschließend starten Sie dann möglicherweise mit einer zweiwöchigen Intensivkur, die wie folgt aussehen könnte:

- Woche 1: Steigern: von 2-mal 5 g täglich (Tag 1), 2-mal täglich 10 g (Tag 2) bis 3-mal 10 g (ab Tag 3).

- Woche 2: Ausschleichen: von 2-mal täglich 10 g (Tag 1), 2-mal täglich 5 g (Tag 2) auf 1-mal täglich 5 g (Tag 3 bis Tag 7).

Es wird empfohlen, L-Glutamin, nicht länger als acht Wochen einzunehmen. Legen Sie anschließend eine mehrwöchige Pause ein, bevor Sie gegebenenfalls erneut mit der Einnahme beginnen. Geht es Ihnen besser, ist auch kein Glutamin mehr erforderlich.

Vorsicht, nicht verwechseln! L-Glutamin ist nicht der Geschmacksverstärker Glutamat

Die Naturheilkunde nutzt Gerstengras und Gerstengrassaftpulver als natürliches Darmtherapeutikum. Sie sollen sich besonders vorteilhaft auf die Regeneration der Darmschleimhaut auswirken. Ein täglicher Shake aus Gerstengraspulver und Wasser, eventuell in Kombination mit verträglichen Früchten oder Avocado, ist Ihrer Darmgesundheit zuträglich. Ebenso gut sollen sich auch Weizengras oder andere Grassaftvarianten auswirken.

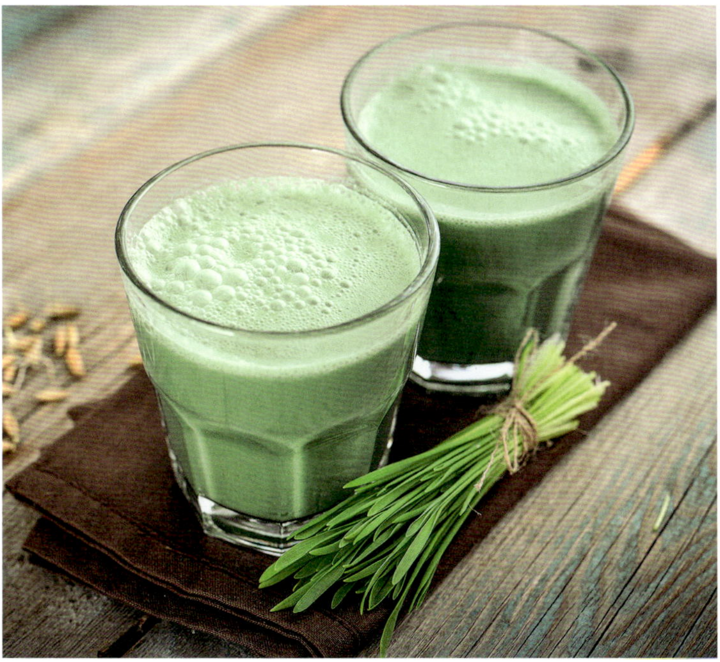

Gerstengras ist ein natürliches Darmtherapeutikum

Entzündungen hemmen Fassen wir zusammen – diese Maßnahmen unterstützten den Heilungsprozess:

- Meiden Sie Genussgifte wie Zucker, Koffein, Nikotin, Süßstoffe, Alkohol und unnötige Medikamente nach Möglichkeit.
- Eine gesunde Ernährung hilft! Ist die Ernährung vitalstoffreich, hilft das, schädliche Darmbakterien und Pilze in Schach zu halten. Dann wird der Organismus gestärkt und eine Erholung der Darmschleimhaut kann schneller einsetzen. Achten Sie jedoch auf individuelle Unverträglichkeiten. Und wenn Sie bisher Obst und Vollkornprodukte gemieden haben, beginnen Sie besser langsam mit diesen Lebensmitteln, da Ihr Darm nicht daran gewöhnt ist und in seinem angeschlagenen Zustand empfindlich darauf reagieren könnte. Ihre Schonkost ist dann am besten eine frisch zubereitete Kost, z. B. Gemüse- und Kartoffelgerichte, Suppen, Gemüsesäfte oder glutenfreie Pasta.
- Ballaststoffreiche Lebensmittel beschleunigen die Passage des Nahrungsbreis durch den Darm. Je zügiger dies geschieht, desto besser für die Darmschleimhäute. Dann entstehen auch keine Gär- oder Fäulnisprozesse und die gesundheitsschädliche Belastung der Darmschleimhaut bleibt gering.
- Isst man langsam und kaut intensiv, ist weniger Verdauungskraft erforderlich. Es kann gründlicher verdaut werden und die Gefahr der Entstehung von Fäulnis- und Gärstoffen wird geringer. Auch Vitalstoffe werden besser aufgenommen.
- Regelmäßige körperliche Bewegung ist wichtig, da diese den Darm in Schwung bringt und die Regeneration der Darmschleimhaut fördert (siehe auch Seite 74).
- Trinken Sie täglich viel reines Wasser – zwischen einem und anderthalb Litern. Das hilft Schadstoffe schneller auszuleiten und den Darm zu entlasten.
- Pfefferminztee und andere Kräutertees werden schon seit Urzeiten gegen Verdauungsbeschwerden getrunken – und das

nicht grundlos. Pfefferminze fördert die Gallenausschüttung, verbessert dadurch die Verdauung, wirkt leicht antibakteriell und pflegt die Darmschleimhaut. Auch Ingwertee ist gut.

- Stress sollten Sie wann immer möglich vermeiden. Dafür ist es gut, Entspannungstechniken zu erlernen, die Sie in die Pausen einbauen können. (siehe auch Seite 87). So lässt man Stress nicht mehr so nah an sich herankommen und kann zwischendurch immer wieder loslassen. Ein chronischer Stresszustand entsteht auf diese Weise erst gar nicht.

Eine Erholung vom Leaky-Gut-Syndrom kann mehrere Wochen bis zu 18 Monate dauern. Etwa 80 Prozent des Immunsystems ist im Darm lokalisiert. Daher sollte die Gesundheit dieses Organs bei Ihnen an erster Stelle stehen. Ist Ihr Darm wieder gesund, kann auch Ihr restlicher Körper gesunden.

Wenn Entzündungen schwächen: Silent Inflammations

Eine Entzündung, z. B. eine Wunde, ist eine gesunde Abwehrreaktion unseres Immunsystems auf krankheitserregende Keime. Ganz anders verhält es sich mit unterschwelligen Entzündungen. Dabei handelt es sich um oft lange unbemerkt bleibende, langanhaltende Entzündungen, die selten von selbst ausheilen. Unter einer unterschwelligen Entzündung wird eine bestimmte Konstellation von Symptomen oder Störungen verstanden, die sich im weiteren Verlauf zu einer Erkrankung entwickeln können.

> Unterschwellige Entzündungsprozesse im Körper können unbehandelt chronisch werden.

Eine sogenannte Silent Inflammation, „stille Entzündung“, kann Erkrankungen wie Gicht, rheumatische Erkrankungen, chronisch-entzündliche Darmerkrankungen und weitere Autoimmunerkrankungen begünstigen. Teilweise sind die Entzündungsprozesse ein Teil der zugrunde liegenden Ursachen, teilweise können sie den Krankheitsverlauf verstärken. In vielen Fällen kann eine Ernährung, die wenig entzündungsfördernde Stoffe enthält bzw. reich an entzündungshemmenden Substanzen ist, den Verlauf entzündlicher Erkrankungen positiv beeinflussen.

Auch Stress, Rauchen und Schadstoffe begünstigen diese Entzündungen.

Ausgelöst werden Silent Inflammations, wie schon beschrieben, von einer ungünstigen Ernährung mit zu viel ungesundem Fett, zu viel Süßem – und ganz allgemein durch zu viel Essen. Auch zu viele tierische Lebensmittel und zu wenig entzündungshemmende und antioxidative Vitamine, Mineralstoffe und sekundäre Pflanzenstoffe können eine Inflammation begünstigen.

Eine besondere Rolle im Entzündungsgeschehen spielen auch hier unser Darm und die Darmflora. Die Zellwände bestimmter Darmbakterien enthalten sogenannte Lipopolysaccharide (LPS), das sind chemische Verbindungen, die Zucker- und Fetteinheiten besitzen. Wenn diese absterben, werden LPS freigesetzt. Vor allem wenn die Darmbarriere geschwächt ist und ein Leaky-Gut-Syndrom vorliegt, können LPS in den Blutkreislauf übertreten. Bereits bei geringen LPS-Konzentrationen im Blut folgt eine Immunreaktion. Bei einer längeren Belastung kann sich daraus eine Silent Inflammation entwickeln.

Die antientzündliche Ernährung

Ähnliche Substanzen sind auch in Nüssen und Ölsaaten zu finden.

Zum antientzündlichen Essen zählt vor allem die Vermeidung von zu viel Zucker. Dafür kommt es darauf an, die einfachen Kohlenhydrate, z. B. Nudeln oder Süßes, durch komplexe Kohlenhydrate aus Hülsenfrüchten und Vollkornprodukten zu ersetzen. Diese enthalten z. B. Ballaststoffe, die unseren Blutzucker weniger ansteigen lassen.

Aus Ballaststoffen produzieren Darmbakterien bestimmte Fettsäuren. Diese gelangen nach der Aufnahme ins Blut unter anderem in die Gelenkflüssigkeit. Dort sorgen sie für eine höhere antioxidative Kapazität und vermindern entzündungsbedingte Gelenkentzündungen, wie Studien belegen. Auch Obst und Gemüse erhöhen die antioxidative Kapazität.

Zu viel Fett kann ebenfalls entzündungsfördernd wirken, hier ist also auch Zurückhaltung angesagt. Vor allem bei einer hohen Aufnahme von Arachidonsäure werden vermehrt entzündungsfördernde Botenstoffe im Körper gebildet – dies verstärkt etwa Entzündungsprozesse bei entzündlich-rheumatischen Erkrankungen. Arachidonsäure wird im Körper in geringen Mengen aus der Omega-6-Fettsäure Linolsäure gebildet und kommt sonst nur in tierischen Lebensmitteln vor, besonders in Fleisch. Die meisten Omega-3-Fettsäuren wirken dagegen entzündungshemmend. Günstig ist es daher, eine ausgewogene Mischung aus Sonnenblumen-, Oliven-, Walnuss-, Lein- und Rapsöl zu verwenden.

Ersetzen Sie Zucker durch komplexe Kohlenhydrate aus Hülsenfrüchten und Vollkornprodukten

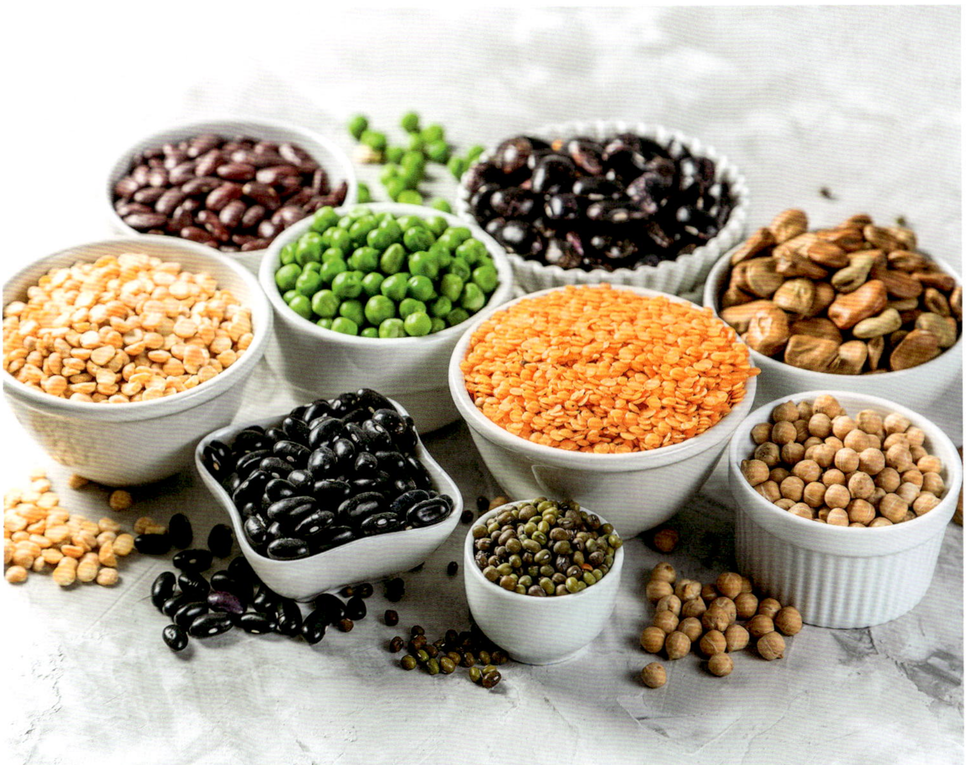

> Besonders reich an antientzündlich wirkenden Inhaltsstoffen sind Gemüse und Obst.

Auf Frisches setzen Eine Reihe von körpereigenen Enzymen wirkt oxidativem Stress entgegen. Unterstützung erhalten sie von verschiedenen Antioxidantien, dazu zählen Chrom, Zink und Selen, die Vitamine C, E und Beta-Carotin sowie zahlreiche sekundäre Pflanzenstoffe. Zusammen mit anderen Komponenten können sie Entzündungsprozesse und oxidativen Stress abschwächen.

Besonders reich an antientzündlich wirkenden Inhaltsstoffen sind Gemüse und Obst. Essen Sie sie möglichst mit Schale, damit Sie von allen darin enthaltenen Nährstoffen optimal profitieren. Denn gerade die sekundären Pflanzenstoffe sind insbesondere in der Schale und direkt darunter viel höher konzentriert als im Fruchtfleisch – bei Tomaten, Paprika und Äpfeln ist dies sehr gut untersucht. So enthält ein Apfel mit Schale etwa so viel Quercetin, ein antioxidatives Flavonoid, wie fünfzehn geschälte Äpfel.

Im Hinblick auf Entzündungen punkten Vitamin-C-reiche und damit antioxidantienreiche Gemüse- und Obstsorten wie Paprika, Kohl, Zitrusfrüchte oder Äpfel. Das antioxidativ wirkende Vitamin E findet sich vor allem in Weizenkeimöl, aber auch in Nüssen und Samen wie Mandeln oder Sonnenblumenkernen.

Obst und Gemüse enthalten neben Vitaminen und Spurenelementen auch eine fast unendliche Vielfalt an sekundären Pflanzenstoffen. Viele davon schützen unsere Gesundheit: Sie wirken zellschützend, gegen gesundheitsschädliche Mikroorganismen und entzündungshemmend – auch wenn die genauen Wirkungszusammenhänge oft noch nicht bis ins letzte Detail erforscht sind. Zwiebeln enthalten z. B. etwa 100 dieser bioaktiven Substanzen, Äpfel und Tomaten sogar mehr als 300.

Lebensmittel tierischen Ursprungs, also Fleisch und Wurst, verfügen über keine vergleichbaren Stoffe. Aber fettreiche Kaltwasserfische enthalten entzündungshemmende Omega-3-Fettsäuren. Übrigens: Isoliert in Kapsel- oder Pulverform helfen die sekundären Pflanzenstoffe weniger gut, da die Nahrungsinhaltsstoffe im Verbund ihre Wirkung am besten entfalten können.

Bei diesen Lebensmitteln bitte zugreifen!

- Gewürze: Eine Mischung aus Kreuzkümmel, Muskatnuss und Kurkuma reduziert Gelenkschmerzen. Auch Ingwer und Chili sind mit schmerzlindernden ätherischen Ölen ausgestattet.
- Paprikaschoten enthalten viele entzündungshemmende Antioxidantien.
- Beeren, dunkle Kirschen, Trauben, Pflaumen und Gemüse enthalten viele gesunde Pflanzenfarbstoffe. Man findet sie vor allem in den Randschichten der Früchte.
- Leinsamen und Leinöl, Walnüsse und Walnussöl liefern viele entzündungshemmende Omega-3-Fettsäuren – auch in ihren Ölen. Diese sind jedoch für höhere Temperaturen, also zum Kochen, Braten etc., ungeeignet.
- Grüntee enthält wertvolle Katechine, die in gewissem Umfang vor krank machenden Mikroorganismen schützen. Zusätzlich enthält er immunstärkende Antioxidantien.

Fleisch und Süßes meiden Fleisch, besonders Schweinefleisch, enthält sehr viel Arachidonsäure. Diese Säure steht in Verdacht, Entzündungen zu begünstigen. Der Berufsverband Deutscher Rheumatologen rät grundsätzlich zu einem geringen Fleischkonsum.

- Meiden Sie auch Süßes, denn Zucker begünstigt nicht nur die Entstehung entzündungsfördernder Botenstoffe, sondern generell die Entstehung von Diabetes Typ 2.
- Sonnenblumenöl hat ein ungünstiges Verhältnis von Omega-3- zu Omega-6-Fettsäuren, deshalb ist Rapsöl besser. Sein Verhältnis ist vorteilhafter für unsere Gesundheit.

So kommen mehr Antioxidantien in die täglichen Mahlzeiten

Zum Frühstück: Kreuzkümmelpulver, Muskatnusspulver und gemahlenen Kurkuma zu gleichen Teilen mischen und davon jeden Morgen eine Teelöffelspitze mit etwas Honig einnehmen.

Zur Hauptmahlzeit: Für mehr Omega-3-Fettsäuren sollten Sie regelmäßig fettreichen Seefisch wie Lachs, Hering oder Makrele mit knackig gegartem Paprikagemüse kombinieren. Wer es gerne scharf mag, tut sich mit Chili und Ingwer als Würzmittel etwas Gutes. Salate am besten mit Lein-, Raps- oder Walnussöl anmachen und mit ein paar Nüssen garnieren. Grundsätzlich gilt: mehr Gemüse und Fisch, weniger Fleisch.

Ein gesundes Gewicht wirkt antientzündlich

Übergewicht fördert chronische Entzündungen.

Nicht nur, was Sie essen, sondern auch die Menge kann schädliche chronische Entzündungen fördern. Warum ist das so?

Unser Fettgewebe dient uns im Prinzip als Energiespeicher. Da wir zumindest in unseren Breiten tendenziell zu viel essen und keine Nahrungsmittelknappheit mehr kennen, nehmen die meisten Erwachsenen im Laufe des Lebens immer weiter zu – vor allem am Bauch.

Diese Fettzellen am Bauch produzieren eine Reihe von Hormonen und greifen damit aktiv in unseren Stoffwechsel ein, bei übergewichtigen Menschen kommt es dabei zu einer Entzündungsreaktion. Menschen mit starkem Übergewicht sind daher leider auch anfälliger für Virusinfektionen.

Hier hilft nur eine schrittweise Umstellung auf eine gesunde, kalorienangepasste Ernährung, denn wer zu schnell abnimmt, nimmt häufig genauso schnell wieder zu, außerdem drohen Nährstoffmängel. Übersetzt in den Alltag heißt dies: viel Obst und Gemüse sowie Vollkornprodukte, Hülsenfrüchte, Salat, Seefisch, gekochte Kartoffeln und wenig, aber gutes Fett.

Das Gewicht richtig einschätzen

Wann bringt man überhaupt zu viele Pfunde auf die Waage? Um das richtig zu beurteilen, hilft zunächst der Body-Mass-Index, abgekürzt BMI. Ihn berechnet man, indem man sein Gewicht (in kg) durch das Quadrat seiner Körpergröße (in m) teilt. Beispiel: 70 Kilo bei 1,7 m Körpergröße: $70 : 1{,}7^2 = 24{,}2$

Dann vergleicht man mit folgenden Kategorien:

- 18,5–24,9: Normalgewicht
- 25–29: leichtes bis mäßiges Übergewicht
- ab 30: starkes Übergewicht

Auch die Messung des Taillenumfangs ist wichtig bei der Einschätzung des Gewichts. Hier gelten folgende Werte – relativ unabhängig von der Körpergröße – als Grenze zum Übergewicht:

- Frauen: ab 85–90 cm
- Männer: ab 100 cm

Mit Ernährung Abwehrkräfte steigern

Unsere Abwehrkräfte und damit auch unser Immunsystem sind ständig im Einsatz und schützen uns vor Bakterien, Viren und anderen Mikroorganismen. Da ist es wichtig zu wissen, dass das, was wir essen und trinken, die Abwehr unseres Körpers beeinflusst. Sie kann dafür sorgen, dass unser Körper sich in einer guten Ausgangsposition befindet und auf einen möglichen Angriff gut vorbereitet ist.

Wie wichtig eine gesunde Ernährung für Sie ist, haben Sie auf den vorangegangenen Seiten bereits erfahren. Nun werfen wir einen Blick auf die Nährstoffe, die Sie gezielt einsetzen können.

Vitamine stärken das Immunsystem

Eine Vitaminsupplementierung ist meist nicht nötig.

Unser Immunsystem benötigt viele Wirkstoffe, um optimal arbeiten zu können. Dazu gehören z. B. die Vitamine A, D, E sowie einige B-Vitamine. Vitamin C hilft, wenn einen bereits eine Erkältung erwischt hat. Nimmt man dann viel davon zu sich, kann seine antioxidative Wirkung dazu beitragen, dass der Infekt weniger lang dauert und nicht so schwer verläuft. Besonders viel Vitamin C finden Sie in roher roter Paprika, Kiwi, Beeren, Kohl und Zitrusfrüchten.

Auch Vitamin D ist für eine funktionierende Immunabwehr wichtig. Das Vitamin kann der Körper durch Sonneneinstrahlung in der Haut selbst bilden, die über die Nahrung aufgenommene Menge reicht dafür leider nicht. Besonders ältere Menschen haben öfter ein Defizit an Vitamin D. Bevor Sie jedoch zu Nahrungsergänzungsmitteln greifen, sollten Sie bei einem Arzt Ihren Vitamin-D-Status bestimmen lassen.

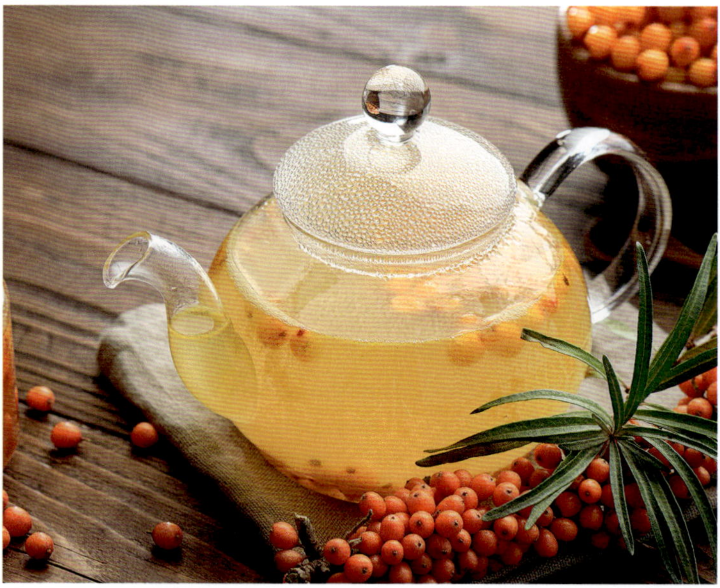

Sanddorntee ist eine gute Möglichkeit, viele gesunde Nährstoffe aufzunehmen

Mineralstoffe sind wichtig

Vor allem Zink, Kupfer, Eisen und Selen unterstützen unser Immunsystem bei der Abwehr von Bakterien und Viren. So schützt Selen die Zellen vor oxidativem Stress. Ein Zuviel an Selen oder Eisen kann dem Immunsystem jedoch auch schaden.

Eiweißbausteine und die Omega-3-Fettsäuren Eicosapentaensäure (EPA) und Docosahexaensäure (DHA) sind ebenfalls wichtig für gut arbeitende Abwehrkräfte, eine Meeresfischmahlzeit pro Woche hilft hier enorm. Sekundäre Pflanzenstoffe wirken entzündungshemmend und regen unser Immunsystem an.

Nicht zu vergessen: Ballaststoffe

Der überwiegende Teil unseres Immunsystems befindet sich im Darm: Etwa 70 Prozent unserer Abwehrzellen sitzen in der Darmschleimhaut, wo sie unerwünschte Keime abwehren. Damit das Immunsystem gut funktioniert, sind die richtigen Bakterien in der Darmflora wichtig. Diese können vor allem durch Ballaststoffe aus Vollkornprodukten oder Gemüse maßgeblich beeinflusst werden, denn deren Inhaltsstoffe dienen den „guten" Darmbewohnern sozusagen als Futter. Aber auch vergorene Milchprodukte wie Joghurt mit reichlich lebenden Bakterien, den sogenannten Probiotika, und fermentierte Lebensmittel wie Sauerkraut sorgen für ein positives Darmmilieu und unterstützen uns damit bei der Infektabwehr.

Abwechslung zählt

Wichtig für ein gut funktionierendes Immunsystem ist eine abwechslungsreiche und ausgewogene Ernährung, die den Körper mit einer Vielzahl an Wirkstoffen versorgt. Wenn Sie dabei auf die bunte Vielfalt von Gemüse und Obst sowie auf Vollkornprodukte, Hülsenfrüchte und Nüsse achten, haben Sie schon viel für Ihre Abwehrkräfte getan. Frisch zubereitet, mit Ölen und Gewürzen lecker abgerundet, unterstützt das Essen unser Immunsystem.

Eine bunte Ernährung kann uns zwar nicht vor jeder Infektion schützen, sie unterstützt jedoch das Immunsystem und macht es gegen Infekte widerstandsfähiger. Auf diese Weise fühlen wir uns fit und wohl in unserem Körper.

Spezielle Ernährungsformen unter der Lupe

Ketogene Ernährung

Unter der ketogenen Ernährung versteht man eine kohlenhydratbeschränkte, eiweiß- und kalorienreduzierte und infolgedessen fettreiche Ernährung, die im Grunde genommen unseren Hungerstoffwechsel imitiert. Denn wenn wir hungern oder sehr wenige Kohlenhydrate zu uns nehmen, gewinnt unser Körper Energie nicht mehr aus Fett und Traubenzucker (Glukose), sondern nur noch aus Fett. Darauf bauen wir dann einen Glukoseersatz auf, die namensgebenden Ketonkörper.

Die Deutsche Gesellschaft für Ernährung (DGE) empfiehlt gesunden Erwachsenen, mindestens 50 Prozent ihrer täglichen Energiezufuhr in Form von Kohlenhydraten aufzunehmen. Das entspricht etwa 230 g für Frauen und 300 g für Männer. Um sich dies vorstellen zu können: Ein Brötchen mit Marmelade bestrichen enthält etwa 50 g Kohlenhydrate.

> Entgegen den Empfehlungen der DGE nimmt man pro Tag möglichst weniger als 50 g, besser 20–30 g Kohlenhydrate zu sich.

Dagegen setzt die ketogene Ernährung auf Fett. Man nennt sie auch oft „High Fat Low Carb (HFLC)“-Ernährung. Die Kalorienzusammensetzung entspricht folgendem Muster:

- 60–75 Prozent der Kalorien aus Fett
- 15–30 Prozent der Kalorien aus Eiweiß
- 5–10 Prozent der Kalorien aus Kohlenhydraten

Die tägliche Ernährung sieht dann folgendermaßen aus: viel Fett, dann Eiweiß und frisches Gemüse. Gar nicht vorgesehen sind kohlenhydratreiche Nahrungsmittel wie Reis, Nudeln und Kartoffeln und natürlich Süßigkeiten.

Die Basis dieser Ernährung sind Fleisch, Eier und Milchprodukte wie Käse, Nüsse, Fisch und Avocado. Außerdem werden spezielle Öle empfohlen: Lein-, Hanf-, Walnuss-, Raps- und Olivenöl. Die wenigen Kohlenhydrate, die man essen sollte, findet man vor allem in Gemüse. Tatsächlich werden bei der ketogenen Diät täglich etwa 300–500 g in Form von Zucchini, Mangold, Fenchel, Spinat, Brokkoli, Roter Bete, Karotten, Paprika und Gurke gegessen. Besonders geeignet sind aufgrund der günstigen Fettsäuren folgende Lebensmittel: Avocado, Macadamia- und Kokosnüsse, -öl und -milch, Hering, Sardinen, Butter, Sahne sowie Käse.

Unser Körper achtet sehr genau darauf, dass unser Gehirn gut mit Energie in Form von Glukose, also Traubenzucker, versorgt wird. Eiweiß kann im Stoffwechsel zu ca. 50 Prozent und Fette nur zu ca. zehn Prozent (nämlich ihr Glycerinanteil) in Traubenzucker umgebaut werden. Hungern wir bzw. nehmen wir nur minimal Kohlenhydrate – auch in Form von Zucker – zu uns, baut der Körper zuerst die gespeicherten Kohlenhydrate ab und stellt sich dann zunehmend auf einen Hungerstoffwechsel um. Dies bedeutet, dass Fettsäuren in der Leber zu sogenannten Ketonkörpern abgebaut werden. Diese decken dann vor allem den Energiebedarf des Gehirns. Hat der Körper sich derart umgestellt, nennt man diesen Stoffwechselzustand „Ketose".

Man nutzt diese Diät als Therapieverfahren vor allem bei Kindern mit bestimmten Epilepsieformen, hat seit Kurzem aber auch die Hoffnung, dass diese Ernährung bei Alzheimer hilft. Die ketogene Ernährung könnte aufgrund ihrer entzündungshemmenden Eigenschaften auch eine gute Ernährungsform gegen die Symptome von Autoimmunerkrankungen sein. Außerdem fördert sie das Level an Glutathion, einem der Schlüsselstoffe unseres Immunsystems, der maßgeblich an Entgiftungsprozessen beteiligt ist. Menschen mit Autoimmunerkrankungen leiden fast immer an Glutathionmangel.

Ketogene Ernährung bei Multipler Sklerose Wissenschaftler der Charité in Berlin halten es für möglich, dass eine Ernährungsumstellung auf die ketogene Ernährung einen positiven Einfluss auf den Verlauf der Multiplen Sklerose hat. Bei der Verwertung von Kohlenhydraten entstehen viele freie Radikale, die die Nervenzellen schädigen. Stellt man dagegen auf eine fettreiche Ernährung um, verwenden auch Nervenzellen die Ketonkörper zur Energiegewinnung. Die Folge ist die Entstehung von wenigen freien Radikalen. Die ersten Studienergebnisse waren gut. So berichten viele der Versuchsteilnehmer über eine deutliche Zunahme ihrer geistigen Wachheit und eine Verbesserung der Beweglichkeit.

Um endgültig Ernährungstipps hinsichtlich ketogener Ernährung zu geben, bedarf es groß angelegter Studien, um solche Hinweise wissenschaftlich zu untermauern.

Bei der ketogenen Diät ist eine ärztliche Überwachung unerlässlich.

Nebenwirkungen nicht ausgeschlossen Leider gibt es bei der ketogenen Ernährung verschiedene Risiken. Durch ihren hohen Eiweiß- und Fettanteil steigt das Risiko für Herz-Kreislauf-Erkrankungen. Auch der Vitaminhaushalt ist schwierig in Balance zu halten, da Obst und Gemüse nur selten gegessen werden.

Am Anfang der Ernährungsumstellung kommt es vor allem zu Verdauungs- bzw. Stuhlgangsproblemen. Auch verstärkte Müdigkeit kommt vor allem in den ersten zwei Wochen der Stoffwechselumstellung vor. Darauf folgt jedoch häufig eine Phase der gesteigerten Aktivität.

Die ketogene Ernährung ist bei einigen Krankheiten eine echte Alternative. Ob sie auch bei Krebs oder Autoimmunkrankheiten wie Multipler Sklerose hilft, müssen größere Studien erst beweisen. Für Gesunde ist sie nur bedingt zu empfehlen.

Heilfasten

Ein richtig durchgeführtes therapeutisches Fasten – auch als Heilfasten bekannt – stellt eine wirksame, nebenwirkungsarme Therapie nicht nur zur Behandlung von Diabetes oder rheumatoider Arthritis dar. Oft bessern sich dadurch das Befinden und die Befunde in wenigen Wochen oder sogar Tagen, und Fastende erleben bei sich zum Teil ganz enorme innere Wandlungen.

Auch Fasten hat einen stark entzündungshemmenden Effekt. Heilfasten nach Buchinger oder Getreideschleimfasten kurbelt zudem den Stoffwechsel an und aktiviert die Selbstheilungskräfte. Fastet man richtig, hat man keinen Hunger und ist körperlich und geistig voll und ganz leistungsfähig.

Fasten definiert man als freiwilligen und zeitlich definierten Verzicht auf feste Nahrung und Genussmittel.

Als Gesundheitsfasten hat sich vor allem die Methode nach Buchinger etabliert. Otto Buchinger (1878–1966) entwickelte ein umfassendes multidisziplinäres Konzept für eine Fastentherapie vor Ort. Dazu gehören auch Physio-, Bewegungs- und dem Fasten nachfolgende Ernährungstherapien. Je nach ärztlicher Verordnung wird zwischen sieben und 28 Tagen gefastet. Üblich sind 14 bis 21 Tage inklusive Einführung und Aufbauphase.

In den ersten Fastentagen fällt sowohl der Blutzucker als auch der Blutdruck sehr rasch ab. Deshalb müssen Medikamente reduziert oder – wenn möglich – ganz weggelassen werden.

Wichtig bei der Fastentherapie ist eine speziell angepasste Bewegungstherapie. Dazu gehört eine ausdauerorientierte Bewegung und zugleich – zur Förderung der Fettverbrennung – ein qualifiziertes Muskeltraining. Damit kann eine durch den Stoffwechselabbau im Fasten bedingte Rückbildung der Muskulatur vermieden werden.

Therapeutisches Fasten nach Buchinger sollten Sie nur nach vorhergehender Absprache mit Ihrem Arzt durchführen. Sie könnten sich auch für die Durchführung in einer Rehaklinik entscheiden.

Heilfasten bei rheumatoider Arthritis Bei rheumatoider Arthritis hilft eine einwöchige Fastentherapie, gefolgt von einem Kostaufbau zu veganer und nachfolgend lacto-vegetarischer Ernährung. Dies führt, wie Studien zeigten, zu einer deutlichen Besserung der Beschwerden und zum Rückgang von Entzündungsparametern über etwa ein Jahr. Als Grund für die Wirkung vermuten Wissenschaftler eine fasteninduzierte Leptinverminderung (Leptin ist ein Hormon im Dünndarm, das unter anderem das Hungergefühl reguliert) mit folgender T2-Lymphozytenreduzierung (Lymphozyten gehören zum Immunsystem), Reduzierung des Kortisons sowie komplexen Effekten auf das Immunsystem des Darms.

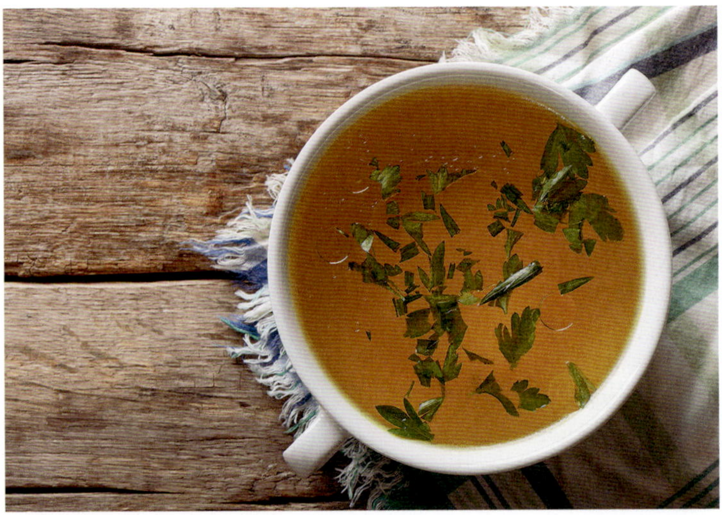

Therapeutisches Fasten kommt mit Erfolg bei der Behandlung von Rheuma und Diabetes zum Einsatz

Generell konnten in fast allen spezialisierten Fastenkliniken deutliche Effekte des Fastens bei chronischen Schmerzerkrankungen des Bewegungsapparates beobachtet werden. Zum Teil könnte dies auf eine nach einer Fastentherapie verbesserte Umsetzung des gesundheitsfördernden Lebensstils mit mehr Bewegung, Entspannung und einer Ernährungsumstellung zurückgehen.

Außer bei rheumatoider Arthritis und Diabetes Typ 2 hilft diese Art des Fastens bei chronisch gewordenen Schmerzsyndromen einschließlich Migräne, Fibromyalgie, metabolischem Syndrom und Übergewicht, stabilen Formen der Herz- und Gefäßerkrankungen, Asthma und Allergien, Haut-, Magen- und Darmerkrankungen. Dabei ist Abnehmen nicht das primäre Ziel des Heilfastens, sondern das Erreichen spezifischer und nachhaltiger therapeutischer Effekte.

Fasten hilft auch bei Kopfschmerzen und Migräne.

Supplemente bei Autoimmunerkrankungen

Autoimmunerkrankungen sind zwar unheilbar. Es gibt aber interessante Hinweise und Erfahrungswerte, die darauf hindeuten, dass ein ganzheitliches Behandlungskonzept mit einem gezielten Einsatz von Nahrungsergänzungsmitteln dazu beitragen kann, die Krankheit zum Stillstand zu bringen – oder zumindest eine deutliche und vor allem nebenwirkungsfreie Linderung zu erzielen.

Vitamin D: Viele Menschen mit Autoimmunerkrankungen haben einen Vitamin-D-Mangel, vor allem Menschen mit Multipler Sklerose, Lupus erythematodes, Diabetes Typ 1 und rheumatoider Arthritis.

Niedrige Vitamin-D-Spiegel erhöhen nicht nur das Risiko für so manche Autoimmunerkrankung, sondern können im Falle der rheumatoiden Arthritis auch für einen schwereren Verlauf sorgen. Daher ist es ungeheuer wichtig, den Vitamin-D-Status vom Arzt regelmäßig überprüfen zu lassen. Dies kann die Erkrankung bzw. den Rheumaschmerz lindern.

Auch bei Hashimoto-Thyreoiditis kann die Einnahme des Sonnenschein-Vitamins zu einer Verbesserung beitragen, z. B. die Antikörperwerte senken. Bei den chronisch-entzündlichen Darmerkrankungen Colitis ulcerosa und Morbus Crohn kann das Vitamin ebenso helfen, indem es die Anzahl der Schübe verringert.

Mineralstoffe: Typisch für Autoimmunerkrankungen ist ein Selenmangel. Man sah, dass sich bei Einnahme von Selenomethionin die Symptome bei vielen Kollagenosen besserten und die Entzündungswerte sanken; auch die Lebenszeit konnte verlängert werden. ▶▶

Zu den Kollagenosen gehören z. B. das Sjögren-Syndrom, der systemische Lupus erythematodes, aber auch die rheumatoide Arthritis. In der Regel nimmt man 100–200 µg Selen pro Tag ein.

Auch ein Magnesiummangel kommt bei Autoimmunerkrankungen vor und sollte vermieden werden, da er Entzündungsprozesse und die Entstehung des Leaky-Gut-Syndroms fördert.

Omega-3-Fettsäuren: Sie wirken sich ebenfalls positiv auf entzündliche Erkrankungen aus – ganz gleich, ob es sich um chronisch-entzündliche Darmerkrankungen handelt, um Lupus oder entzündliche Erkrankungen der Haut und der Gelenke.

Es ist nicht essenziell, ob man Omega-3-Fettsäuren in Form von Nahrungsergänzungsmitteln einnimmt oder mit der Ernährung. Die natürliche Variante ist eigentlich besser – eigentlich daher, weil der Hauptlieferant für Omega-3-Fettsäuren (fetter Seefisch) mit Schwermetallen belastet sein kann. Manche raten daher zu Algenölpräparaten, die auch sehr gut in jede pflanzenbasierte Ernährung passen. Gleichzeitig meidet man besser Omega-6-reiche Öle (Sonnenblumenöl, Maiskeimöl, Sojaöl, Distelöl u. a.), da ein zu hoher Omega-6-Spiegel die heilsamen Wirkungen der Omega-3-Fettsäuren blockiert.

Curcumin: Das ist der gelbe Farb- und Wirkstoff aus dem Gewürz Kurkuma, einem Bestandteil von Currygewürzmischungen. Curcumin ist ein natürlicher Stoff mit entzündungshemmenden, antioxidativen, antidiabetischen und krebshemmenden Eigenschaften. Es soll vor allem bei chronisch-entzündlichen Darmerkrankungen helfen. Dabei muss man mehrere Gramm täglich einnehmen. Zahlreiche Forschungen zeigten, dass Curcumin deutliche Verbesserungen der Symptome und Laborwerte bei Arthritis und bei Colitis ulcerosa zur Folge hat. Voraussetzung ist eine Dosis von mindestens 1000 mg Curcumin pro Tag und es sollte langfristig eingenommen werden (Studiendauer bis zu 40 Wochen), vorausgesetzt, man verträgt es.

Sie können es mit den dargestellten Nahrungsergänzungsmitteln versuchen, eines ist jedoch ganz klar: Ihre Vitamin- und Mineralstoffversorgung über die tägliche Ernährung sollte optimal sein und regelmäßig vom Arzt überprüft werden. Wird tatsächlich ein Mangel festgestellt, können Sie dieses Vitamin oder den Mineralstoff gezielt einnehmen.

Das Immunsystem unterstützen

Ein intaktes Immunsystem wird normalerweise gut mit schädlichen Einflüssen fertig. Ist es jedoch geschwächt, haben krank machende Erreger wie Viren oder Bakterien leichtes Spiel. Um nicht an jedem Infekt, der gerade kursiert, zu erkranken, können Sie Ihr Immunsystem effektiv unterstützen, indem Sie ganz allgemein auf einen gesunden Lebensstil achten.

Wer seine Abwehrkräfte stärkt, ist weniger anfällig für Virenbefall, der zu Erkältungssymptomen wie Husten, Schnupfen und Heiserkeit führt. Wie wir spätestens seit Corona wissen, verbreiten sich im Herbst und Winter Krankheitserreger rasend schnell. Hier helfen Ihnen Zink, Vitamin C, Vitamin D, grüner Tee, Ingwertee, kalte Gesichtsgüsse, feuchte Luft – und Singen (siehe auch Seite 74)!

> Sobald der Körper Krankheitserreger wie Bakterien oder Viren bemerkt, wird unser Immunsystem aktiv.

Wichtige Nährstoffe

Mit Zink gut versorgt sein

Zink benötigen wir, damit unser Immunsystem Antikörper gegen Krankheitserreger bilden kann, z. B. sogenannte Fresszellen, die Makrophagen. Wenn Sie bereits Kontakt mit einem Krankheitserreger hatten, kann eine hohe Dosis Zink von circa 100 mg pro Tag eine Infektion manchmal noch verhindern.

Am besten nehmen Sie das Metall mit der Nahrung zu sich. Besonders viel davon findet man in Fisch, Fleisch, Milchprodukten und Hülsenfrüchten. Eine dauerhafte Einnahme von Zinktabletten ist nicht zu empfehlen, da dies das Herz schädigen kann. Vor der Einnahme von Vitaminen oder Spurenelementen sollten Sie grundsätzlich den vorhandenen Status vom Arzt überprüfen lassen. Das ist leider nicht immer eine Kassenleistung.

Mit Vitamin C Erkältungen abschwächen

Vitamin C hilft nachweislich nicht, um einer Erkältung vorzubeugen, aber wenn man eine hat, können 200 mg Vitamin C pro Tag eine Erkältung abschwächen oder verkürzen. Dabei ist die natürliche Variante besser: Viel Vitamin ist beispielsweise in Zitrusfrüchten wie Orangen enthalten, noch viel mehr davon enthält die rote Paprika. Vitamin C aktiviert die Makrophagen (Fresszellen) des Immunsystems.

Mit Ingwertee Viren im Hals abtöten

Sobald Sie ein Kratzen im Hals bemerken, sollten Sie die Viren sofort abtöten: Wenn die Viren Zeit hatten, sich zu vermehren, sind sie nur noch schwer zu bekämpfen. Dies gelingt z. B. mit Ingwertee, denn er enthält Gingerole, die die Fresszellen aktivieren.

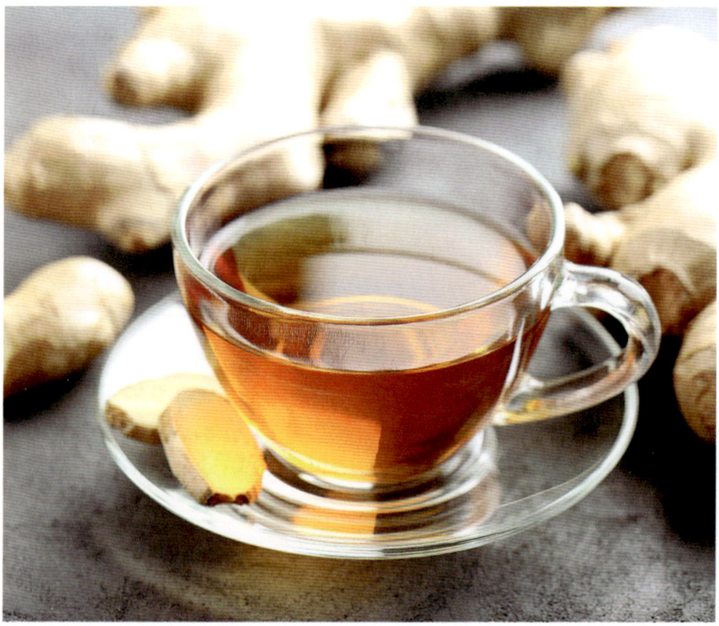

Beim ersten Kratzen im Hals am besten die Viren sofort mit Ingwertee abtöten

Viren bereits im Mund bekämpfen

Gurgeln mit grünem Tee hilft gemäß der chinesischen Medizin gegen Krankheitserreger im Mundraum. Dazu gibt es sogar eine Studie: Versuchsteilnehmer, die täglich mit grünem Tee gurgelten, hatten dreimal weniger Infekte als Probanden, die nur mit Wasser gurgelten. Dafür kennt man auch die Ursache: Es sind die Gerbstoffe im grünen Tee, die Viren im Mund abtöten.

Die stärkende Kraft von Kälte und Wärme

Auch die Kneippschen Güsse sind eine enorme Hilfe für die Stärkung des Immunsystems. Die folgenden beiden lassen sich ganz leicht zu Hause durchführen.

Kneippscher Espresso

Für diesen schnellen Guss lassen Sie einen kalten Wasserstrahl gleichmäßig über Ihr Gesicht laufen. Sie beginnen von rechts über die Stirn nach links und wiederholen das mehrfach. Damit werden Sie wach und stärken den Körper gegen Infekte im Winter. Die Wassertemperatur liegt dabei zwischen 16 und 17 °C.

Kaltes Armbad

Auch das kalte Armbad können Sie ganz einfach selbst im heimischen Badezimmer durchführen: erst den rechten, dann den linken Arm bis zur Mitte der Oberarme in kaltes Wasser tauchen, im Kreis bewegen und wieder aus dem Wasser ziehen. Dabei werden auch Herz und Lunge gut durchblutet.

Spaziergang an frischer Luft

Im Winter trocknen die Schleimhäute leicht aus – die trockene Heizungsluft macht's möglich. Dies behindert die Abwehrzellen bei ihrer Arbeit. Dann ist viel Bewegung an der frischen Luft hilfreich: Dadurch wird nicht nur die Schleimhaut befeuchtet, auch die Gefäße stellen sich weit und das Immunsystem wird aktiviert.

> An der frischen Luft wird die Schleimhaut befeuchtet, die Gefäße stellen sich weit und das Immunsystem wird aktiviert.

Saunagänge

Regelmäßige Saunagänge unterstützen Herz, Haut und Abwehrkraft. Ihr Körper lernt, den Wechsel zwischen heißer und kalter Umgebung zu regulieren, und ist besser auf Temperaturschwankungen im Herbst und Winter vorbereitet.

Singen stärkt das Immunsystem

Singen als Therapie hellt nicht nur die Stimmung auf, es kann auch das Immunsystem stärken. Von Chorsängern weiß man, dass sie nachweislich robuste und gekräftigte Atemwege haben. Nach dem Singen wurden vermehrt Antikörper im Speichel festgestellt.

Und: Hände regelmäßig waschen

Man kann Viren auch über die Luft einatmen: Wenn jemand niest, verbreitet er sie in der ganzen Umgebung. Hält man die Hand vor die Nase, verbreitet man die meisten Erreger über die Hände in der Umgebung. Deshalb sollten wir uns regelmäßig gründlich die Hände waschen – insbesondere, wenn wir unterwegs waren und nach Hause kommen.

In Bewegung kommen

Bewegung ist immer gut und wird bei fast jeder Krankheit empfohlen. Sie dient auch als Einstieg zur Stressbewältigung. Doch warum profitieren Sie als Mensch mit einer Autoimmunerkrankung ganz besonders davon?

Bei körperlicher Bewegung wird das körpereigene Stresshormon Adrenalin ausgeschüttet. Steigt der Adrenalinspiegel, setzt unser Organismus Immunzellen frei. Vor allem die weißen Blutkörperchen, die sehr bedeutsam für die Immunabwehr sind, finden sich jetzt im Blut. Makrophagen, Lymphozyten und Neutrophile sind wichtige Akteure, die dem Immunsystem dabei helfen, diese Eindringlinge abzuwehren. Sport unterstützt die Arbeit der kleinen Immunhelfer.

Gesundheitsexperten gehen davon aus, dass Bewegung sogar hilft, Krebs vorzubeugen und nachlassenden Abwehrkräften entgegenzuwirken. Dies ist möglich, da Makrophagen besser Eindringlinge fressen und Lymphozyten sowie Neutrophile aktiver sind. Zusätzlich können natürliche Killerzellen Tumorzellen besser den Garaus machen.

Die Anzahl der aktivierten Immunzellen hängt von der ausgeschütteten Adrenalinmenge ab. Ganz allgemein gilt: Je intensiver die sportliche Betätigung ist, desto mehr Immunzellen werden aktiviert.

> Je intensiver die sportliche Betätigung ist, desto mehr Immunzellen werden aktiviert.

Dennoch ist es nicht zu empfehlen, Sport bis zur völligen Erschöpfung zu betreiben, denn dann verkehrt sich dieses Phänomen ins Gegenteil. Zu intensive Sporteinheiten können dazu führen, dass die körpereigenen Abwehrkräfte geschwächt werden, Erkältungsviren können dann leichter angreifen. Für die Schwächung des Immunsystems machen Forscher das sogenannte Open-Window-Phänomen verantwortlich. Wer sich körperlich stark betätigt, sorgt dafür, dass die Abwehrzellen im Blut rasant zunehmen. Sie fallen allerdings in der Entspannungsphase wieder ab. Man hat sogar festgestellt, dass nach einem Marathon insbesondere die Lymphozyten unter den Ausgangswert sinken. Dann können Krankheitserreger besonders leicht den Körper angreifen. Deshalb begünstigt eine übermäßige Anstrengung Erkältungen. Aus diesem Grund sollte man sich nach intensiven Sporteinheiten mindestens 48 Stunden erholen.

Dennoch bleibt ein positiver Effekt: Das Herz-Kreislauf-System, der Stoffwechsel und die Psyche profitieren in der Regel von dem Training. Den Effekt von Bewegung sieht man besonders an den weißen Blutkörperchen.

Die optimale Herzfrequenz beim Sport liegt zwischen 110 und 140 Schlägen pro Minute, je nach Alter und Sportart. Wenn Sie eine Autoimmunerkrankung haben, sollten Sie sicherheitshalber mit Ihrem Arzt sprechen, bevor Sie regelmäßige Trainingseinheiten planen.

Normalerweise sollte der Trainingspuls 70 bis 80 Prozent der maximalen Herzfrequenz betragen. Um diese Herzfrequenz zu berechnen, hilft folgende Formel:

- bei Männern: 220 minus Lebensalter
- bei Frauen: 226 minus Lebensalter

Allerdings ist auch hier wieder ein Arzt gefragt, damit Sie sich bei Ihrer Erkrankung nicht übernehmen.

Warum Bewegung so wichtig ist

Myokine werden produziert

Wer sich nicht bewegt, erhöht das Risiko für Krankheiten, die mit einer chronischen Entzündung einhergehen.

Unsere Muskeln sind nicht nur bloße Zugmaschinen und Stützen unseres Körpers, sie besitzen sogar heilende Kräfte. Bewegen wir unsere Muskeln und trainieren regelmäßig ihre Kraft, produzieren sie Botenstoffe, die Muskelbotenstoffe Myokine. Sie werden in die Blutbahnen geschickt und beeinflussen alle Organe, indem sie Fett verbrennen, die Durchblutung der Gefäße verbessern und die Leber entlasten. Auch vor anderen Leiden schützen sie, z. B. vor Diabetes Typ 2, Osteoporose, Bluthochdruck und sogar Demenz. Sie wirken auf das Herz-Kreislauf-System, den Stoffwechsel und die Dehnbarkeit von Gefäßen. Noch weiß man wenig über die genaue Wirkungsweise der Botenstoffe, schon jetzt aber ist klar: Muskeln sind regelrechte Apotheken im Körper, deren Reichhaltigkeit wir nutzen sollten.

Myokine sind hormonähnliche Botenstoffe. Man geht von etwa 600 verschiedenen Arten aus, die derzeit erforscht werden. Sie werden von der Muskulatur unseres Körpers bei Bewegung und Kontraktion ausgeschüttet und verteilen sich im Blut.

„mys" = griech. Muskel, „kinema" = Bewegung

Durch Sport vervielfacht sich die Myokinproduktion um etwa das 20-fache. Der Myokinwachstumsfaktor VEGF sorgt dafür, dass Blutgefäße wachsen und sich verzweigen, was allen Organen zugutekommt, also Herz, Gehirn oder Nieren. Zusätzlich entspannt VEGF die Blutgefäße und senkt damit den Blutdruck. Er hilft auch beim Abnehmen. Wichtig ist dabei die Regelmäßigkeit.

Das erste Myokin, das erkannt wurde, heißt Interleukin-6 (IL-6). Es stärkt das Immunsystem und wirkt Entzündungen entgegen. Positiv ist außerdem, dass es wie Insulin die Aufnahme von Zucker in die Muskelzellen steigert. Damit kann es Diabetes verhindern oder frühen Diabetes vom Typ 2 heilen.

Ein weiteres Myokin ist das Interleukin-15. Es hilft dem Immunsystem und fördert außerdem die Verbrennung des gefährlichen Körperfetts aus dem Bauchgewebe. Zusätzlich wirkt es in den Muskeln direkt: Dadurch werden mehr Eiweißstoffe eingelagert, wodurch das Wachstum der Muskeln gefördert wird.

Den größtmöglichen Effekt in puncto Myokinausschüttung erreichen Sie, indem Sie sich richtig anstrengen, doch auch mit weniger Anstrengung können Sie die segensreichen Myokine produzieren, etwa bei einem Spaziergang. Dazu sollten Sie am besten häufiger und länger unterwegs sein!

Wichtige Körperwerte verbessern sich

Die Art und Weise, wie wir uns bewegen, beeinflusst unser Körpergewicht, das Bauchfett, den Blutdruck, unsere Blutfette, Arterienverkalkung und Nervenschäden. Alle sechs Probleme können wir mit Bewegung und gesunder Ernährung in den Griff bekommen. Dafür sind auch keine olympiareifen Leistungen erforderlich. Am besten beginnen Sie mit Bewegung im Alltag!

Wer übergewichtig ist und sich kaum bewegt, hat auch weniger funktionstüchtige sogenannte Glukosetransporter. Je weniger man davon hat, desto schlechter kann das Insulin den Zucker aus dem Blut in die Muskulatur schleusen und umso mehr benötigt

Wer seine Schritte zählt, geht eher nochmals vor die Tür, wenn tagsüber zu wenig Schritte zusammengekommen sind.

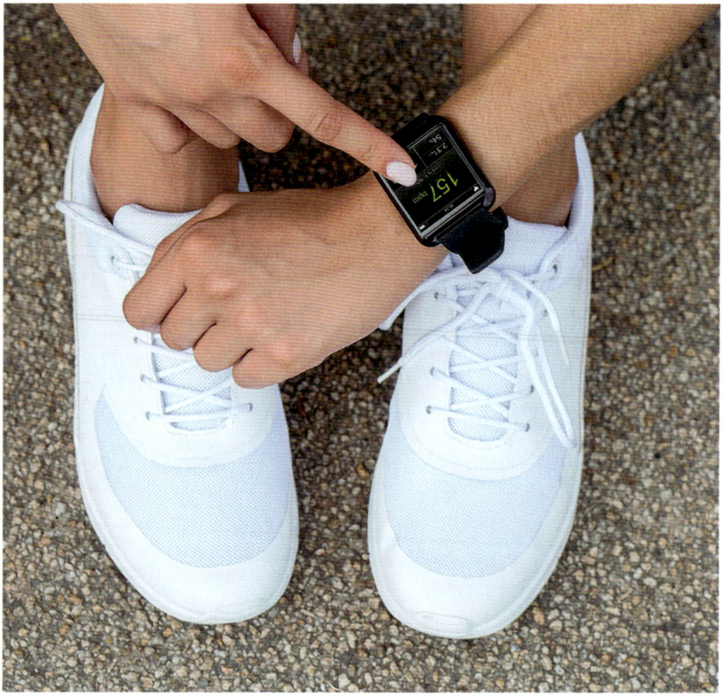

man dafür. Schließlich ist die Bauchspeicheldrüse erschöpft und es wird immer weniger und langsamer Insulin produziert, bis hin zum Diabetes Typ 2.

Durch Bewegung können Sie also Muskeln aufbauen und den Glukosetransporter aktivieren – der Körper reagiert wieder empfindlicher auf Insulin und der Blutzucker wird wieder besser reguliert. Erstaunlicherweise erholt sich sogar die Bauchspeicheldrüse! Dabei ist die körperliche Fitness wichtiger als die optimale Figur.

Bewegung und der Schrittzähler
Je nachdem, welchen Beruf Sie ausüben, bewegen Sie sich ganz automatisch. So legen Sie täglich ohne darüber nachzudenken etwa

- 1500–3000 Schritte im Bürojob,
- 5000 Schritte im Verkauf und schließlich
- 12.000–18.000 Schritte im Restaurantservice oder als Briefträger

zurück. Am besten nehmen Sie sich anfangs 3000 bis 5000 Schritte täglich vor – das gilt als mäßige Bewegungsaktivität. Die Gehstrecken sind zwar kurz, aber sie summieren sich. Versuchen Sie dann, sich auf 10.000 Schritte zu steigern.

Um den Ehrgeiz anzuspornen, gibt es heute eine große Auswahl an Fitnessuhren. Wie sinnvoll die kleinen Messinstrumente sind, zeigten Untersuchungen: Wer sie trägt, unternimmt häufiger Erledigungen zu Fuß oder geht abends noch mal raus, wenn tagsüber zu wenig Schritte zusammengekommen sind.

Hauptsache, in Bewegung bleiben

Finden Sie eine Sportart, die Ihnen Spaß macht, denn das ist die beste Voraussetzung dafür, dass Sie dranbleiben.

Verabredungen mit Gleichgesinnten steigern die Motivation, z. B. ein Walkingtreff.

Wenn Sie nicht joggen möchten: Nordic Walking überfordert auch Anfänger nicht, schont die Gelenke, trainiert Kreislauf sowie Stoffwechsel und stärkt Nacken- und Rumpfmuskulatur.

Schwimmen ist ein ausgezeichneter Ausdauersport. Im Schwimmbad können Sie die Bahnen zählen und versuchen, das nächste oder übernächste Mal noch eine mehr zu schwimmen. Wird Ihnen dabei langweilig, versuchen Sie es mal mit einem Aquafitnesskurs.

Fahrradfahren ist ebenso gut wie Schwimmen. Es fördert den Kreislauf und regt den Stoffwechsel an. Besser als eine kraftbetonte Fahrweise ist eine hohe Trittfrequenz, da sie Muskeln, Sehnen und Gelenke weit weniger belastet. Der ADFC (www.adfc.de) bietet viele unterschiedliche Möglichkeiten für Einsteiger bis hin zu zahlreichen Touren, für die Sie unter dem Stichwort „Bett & Bike“

radfreundliche Unterkünfte finden. Zu Elektrofahrrädern erhalten Sie bei der Stiftung Warentest Testberichte. Diese Fahrräder schützen davor, dass Sie sich auf dem Hinweg verausgaben und Angst haben, nicht mehr heimzukommen. Die eigene Leistung kann man auch damit steigern.

Wer gerne tanzt: Wunderbar. Das können Sie auch noch mit Ihrem Partner zusammen genießen. Dazu gehört auch z. B. Zumba – Tanzen ohne Partner. Viele Sportvereine, Volkshochschulen und Fitnesscenter bieten Kurse und Mitmachveranstaltungen dazu an.

Auch Yoga (siehe unten), Qigong und Tai Chi sind ideale tägliche Bewegungsübungen. Die Kosten für die Kurse dazu übernehmen einige Krankenkassen, wenn sie von qualifizierten Kursleitern durchgeführt werden – nachfragen lohnt sich in der Regel.

Sportarten, die Sie nicht an Ihr Belastungslimit bringen, sind in der Regel gut geeignet, das Immunsystem zu stärken. Ganz allgemein gilt: Die körperliche Aktivität sollte mäßig auspowern, und zwar derart, dass Körper sowie Psyche dabei noch entspannen können. Das kann das Wohlbefinden steigern und Stress abbauen, was wiederum den Abwehrkräften zugutekommt.

Regelmäßig trainieren

Außer dem Alltagsprogramm sollten Sie möglichst dreimal wöchentlich eine halbe oder Dreiviertelstunde für Ihr Bewegungsprogramm einplanen. Wenn Sie bislang nicht sportlich aktiv waren, beginnen Sie am besten mit zehn Minuten täglich und steigern sich wöchentlich, bis Sie an drei bis vier Tagen 30 Minuten aktiv sind. Besser noch wären fünf bis sechs Tage, oder Sie steigern an drei Tagen ihr Sportpensum auf 45 Minuten.

Die positive Wirkung von Sport hält bis zu 72 Stunden nach dem Training an. Spätestens danach sollte man sich wieder deutlich bewegen. Setzt man zwei oder drei Wochen aus, geht die gewonnene Kraft leider wieder verloren.

Intervalltraining

Intervalltraining kurbelt den Stoffwechsel an und fördert den Abbau von Fett – und ein gesundes Gewicht ist wichtig, um Entzündungsprozessen im Körper entgegenzuwirken. Unter diesem Training versteht man eine Methode, die durch abwechselnde Belastungs- und Erholungsphasen (Intervalle) gekennzeichnet ist. Dabei werden die Erholungsphasen von Dauer und Intensität her so gestaltet, dass man sich jeweils nicht vollständig regenerieren kann. Durch die unvollständige Erholung entsteht ein starker Trainingsreiz und Bewegungsabläufe werden verbessert. Der Abbau von Milchsäure wird gefördert.

Intervalltraining kurbelt den Stoffwechsel an und fördert den Abbau von Fett.

Diese Sportvariante stellt eine sehr effektive Trainingsmethode dar, wie viele wissenschaftliche Arbeiten belegen. Man fand beispielsweise heraus, dass kurze, aber sehr intensive Belastungsphasen (z. B. 30 Sekunden) im Wechsel mit ebenfalls kurzen Erholungsphasen (z. B. vier Minuten) dieselben Ergebnisse (z. B. hinsichtlich der Leistungsfähigkeit der Muskulatur) erzielen können wie ein 90- bis 120-minütiges traditionelles Ausdauertraining bei geringerer Intensität.

Nach einem Vierteljahr zeigte sich, dass das kurze intensive Sprinttraining die Herzgesundheit ebenso förderte wie das längere traditionelle Training. Die höchste Sauerstoffaufnahme stieg in beiden Gruppen um 19 Prozent. Auch die Insulinsensitivität wurde gesteigert. Für die Herzgesundheit war damit das kurze, intensive Intervalltraining genauso effektiv wie das längere konventionelle Training. Sollte es Ihre Erkrankung zulassen und haben Sie Spaß an kurzen, hohen Belastungsphasen, probieren Sie das Intervalltraining einmal aus – am besten zunächst unter fachkundiger Anleitung.

Yoga

> Yoga bringt Körper und Geist in Balance und hilft so, besser mit einer Autoimmunerkrankung umzugehen.

Yoga verbessert Atemfluss und Muskelkraft, stärkt das Gleichgewicht und löst Verspannungen. Außerdem fördert es das Körperbewusstsein, die Durchblutung, den Abbau von Stress und steigert das Wohlbefinden. Dies kann helfen, das Leben mit einer Autoimmunerkrankung besser zu bewältigen und die Gesundheit sowie das Immunsystem bestmöglich zu stärken.

Sie können Yoga auf verschiedene Weise praktizieren. Bekannterweise stammt die philosophische Lehre ursprünglich aus Indien und beruht auf diversen geistigen und körperlichen Übungen. Bei uns hat sich das Hatha-Yoga etabliert. Im Rahmen dieser Yogaform arbeitet man vor allem mit Körperübungen, Atemübungen und Meditation. Eine spezielle Religion steht nicht zwingend hinter Yoga. Auch besondere körperliche Fähigkeiten sind nicht erforderlich. Yoga kann von jedem ausgeübt werden, auch und gerade von Menschen mit Autoimmunkrankheiten. Einen passenden Kurs finden Sie z. B. an der Volkshochschule oder in einem Studio; erkundigen Sie sich auch bei Ihrer Krankenkasse: Viele Kurse werden bezuschusst.

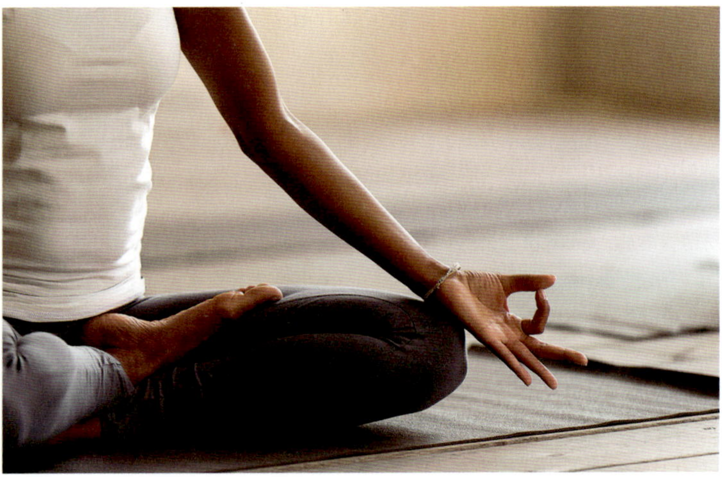

Yoga kann helfen, das Leben mit einer Autoimmunerkrankung besser zu bewältigen und das Inmunsystem zu stärken

Multiple Sklerose und körperliche Übungsprogramme
2016 untersuchten Forscher aus dem Iran und der Schweiz, ob körperliche Übungsprogramme einen positiven Einfluss auf psychologische Beeinträchtigungen durch Multiple Sklerose haben. Vor allem ging es darum, ob Yoga und Aquafitness positive Auswirkungen auf Müdigkeit und Depressionen haben können.

Das Ergebnis: Menschen mit Multipler Sklerose haben ein 35-mal höheres Risiko, an einer schweren Depression zu erkranken, wenn sie ihre Medikation nicht durch Yoga oder Aquafitness ergänzen. Versuchsteilnehmer, die Yoga oder Aquafitness betrieben, empfanden weniger Müdigkeit und Missempfinden und waren weniger depressiv. Deshalb wird inzwischen empfohlen, solche Übungsprogramme in die Therapie von Multipler Sklerose mit aufzunehmen.

Gut mit Stress umgehen

Ursprünglich stammt der Begriff Stress aus der Physik, genauer aus der Werkstoffkunde, wo er den Zug oder Druck auf ein Material bezeichnet. Inzwischen hat sich das Wort vor allem für ein psychisches Phänomen eingebürgert.

Mit unseren Augen und anderen Sinnesorganen bewerten wir unsere Umwelt. Nehmen wir sie als bedrohlich wahr, führt diese Wahrnehmung zu einer Reaktion des Körpers. Dann ist er in Alarmbereitschaft, um einer möglichen Bedrohung zu entgehen. Stress ist also wichtig für unser Überleben, da er unseren Körper in einen Zustand erhöhter Leistungsfähigkeit versetzt und ihm Flucht- oder Angriffsreaktionen ermöglicht.

Somit mobilisiert Stress Energiereserven und kurbelt den Stoffwechsel an. Daran sieht man, dass Stress sogar kurzfristig zu positiven Effekten führen kann, also z. B. beim Sport oder in Prüfungssituationen.

Wie wir Stress empfinden, ist sehr individuell.

Stress kann positiv, sehr oft aber auch negativ sein. Wie er empfunden wird, ist sehr individuell und hängt von unserer Belastungsfähigkeit, unserer Lebenssituation und vielem mehr ab. Ein gutes Beispiel hierfür: Steht man vor einer Kamera und weiß, dass eine Linse auf einen gerichtet ist, bedeutet das für die meisten puren Stress. Man will sich nicht blamieren. Gehört dies jedoch zum Beruf, gehen die meisten Moderatoren mit dieser Form von Stress ganz locker um. Für sie ist die Situation nicht bedrohlich, sondern eher anregend.

Stress ist ein Problem, wenn er

- zu viel wird und die Energiereserven ausschöpft,
- nicht nachlässt,
- zu lange andauert.

Stress bedeutet, in Alarmbereitschaft zu sein. Das wiederum bedeutet,

- nicht zu schlafen,
- zu schnell zu essen und nicht auf gesundes Essen zu achten,
- das Umfeld ständig als Gegner anzusehen.

Wir empfinden Stress heutzutage vor allem als Phänomen der Überforderung – oft fühlen wir uns den Herausforderungen des Alltags nicht mehr gewachsen, können unsere Aufgaben nicht bewältigen.

Über das Gehirn beeinflusst die Stresswahrnehmung eine ganze Reihe von Hormondrüsen, z. B. die Nebennieren. Sie setzen typische Stresshormone wie Adrenalin frei. Wenn es in Stresssituationen vermehrt ausgeschüttet wird, steigert sich die Atmung sowie die Herzschlagfrequenz und lässt den Blutdruck steigen. Stressoren beeinflussen auch das vegetative Nervensystem, sie steuern also unwillkürliche Körperreaktionen. Dies betrifft auch die Arbeit des Magen-Darm-Trakts oder des Immunsystems. Bewegt man sich dann noch wenig, kann ein dauerhafter Schlafmangel entstehen.

Warum Stressentschärfung so wichtig ist

Stresshormone stehen im Verdacht, Entzündungen im Körper auszulösen.

Ärzte empfehlen Menschen mit Autoimmunerkrankungen, Stress zu vermeiden. Zum einen, um dadurch muskuläre Anspannungen und damit verbundene Schmerzen zu reduzieren. Zum anderen, weil Stresshormone im Verdacht stehen, Entzündungen im Körper auszulösen und/oder aufrechtzuerhalten. Neuere Forschungen deuten darauf hin, dass der erhöhte Spiegel an Stresshormonen im Blut zu einer erhöhten Krankheitsaktivität führen kann.

In einer neueren Studie konnte mittels Scans vom Gehirn und anderen Körperregionen nachgewiesen werden, dass die erhöhte Aktivität des sogenannten Mandelkerns im Gehirn, der für Angst- und Stressreaktionen zuständig ist, mit einer erhöhten Konzentration von Substanzen im Blut einherging, die Entzündungen aufrechterhalten.

Es ist also möglich, Entzündungsschübe zu vermeiden, indem wir Stress gezielt reduzieren. Dazu ist es gut, genau auf Stressoren zu achten, also auf äußere Reize, die unser Alarmsystem aktivieren, und diese nach Möglichkeit zu reduzieren.

Manchmal sind es jedoch auch aktuelle Situationen, die Stress erzeugen. Situationen, die wir nicht ohne Weiteres ändern können, aus denen wir kaum aussteigen können. Wenn es keine kurzfristigen Lösungen gibt, ist ein geeigneter Ausgleich erforderlich. Hier sind Methoden hilfreich, mit denen ganz gezielt der Parasympathikus aktiviert werden kann. Dies ist der Teil des autonomen Nervensystems, der für Regeneration und Erholung zuständig ist. Hier helfen Entspannungstechniken wie das autogene Training oder die Achtsamkeitsbasierte Stressreduktion (siehe Seite 87).

Unser Immunsystem leidet langfristig unter dem Stress. Er kann aber auch zu organischen Problemen führen: Herzrhythmusstörungen, Depressionen, Burn-out-Syndrom oder allgemeiner Ermüdung. Entspannungsübungen, Achtsamkeit, ätherische Öle aus Lavendel oder Geranie können helfen.

Es gibt verschiedene Atemtechniken, um Stress abzubauen. Insbesondere Achtsamkeitsübungen helfen.

Achtsamkeit ist hier das Zauberwort! Es ist wichtig, in sich hineinzuhören und zu spüren, was einem guttut und was nicht, denn Stress ist der größte Feind der Selbstheilungskräfte. Immer wieder zu entspannen ist ungeheuer wichtig. Das beginnt durchaus damit, dass Sie sich ruhig zurücklehnen und die eigene Atmung beobachten.

Stressvorbeugung hat sehr viel mit Selbstdisziplin zu tun. Wir sollten darauf achten, dass unser Leben die Balance zwischen Anspannung und Entspannung hält, und immer wieder in unseren Körper hineinhorchen. Innehalten, entspannen, in sich hineinhören – das kann der eine beim Sport, die andere am besten bei der Meditation. Wenn Sie wissen, was Ihr Organismus fordert, können Sie bestehende Krankheiten lindern und vermeiden, dass weitere hinzukommen. Im Folgenden finden Sie einige Ideen, die den Stress in Ihrem Leben lindern können.

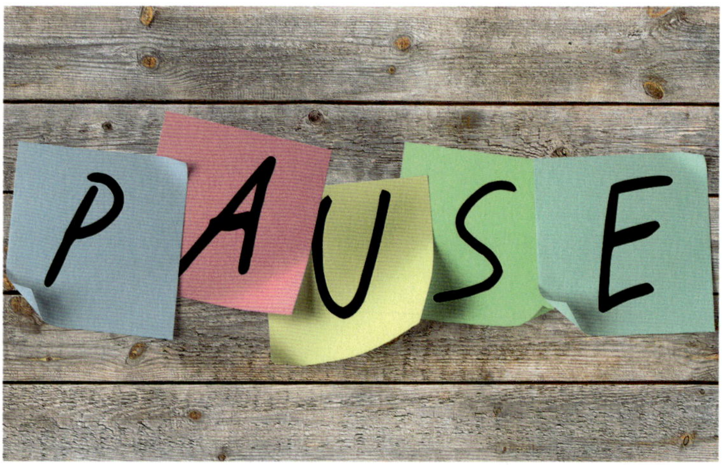

Kleine Auszeiten sind ein guter Start in Ihr Anti-Stress-Training

Anti-Stress-Training

Starten Sie einfach damit, dass Sie sich regelmäßig eine kleine Auszeit nach der Arbeit gönnen. Manchmal genügen eine Duftlampe mit einem guten Lavendelduft und die Lieblingsmusik. Bereits 30 Minuten können ausreichen, um wieder einen freien Kopf zu bekommen und Kraft für neue Aktivitäten zu finden.

Diese Entspannungsminuten müssen Sie nicht auf dem Sofa verbringen, Sie können auch in der Badewanne entspannen oder eine Runde spazieren gehen. Gezielt für Regeneration und Erholung sorgen Sie mit den folgenden Methoden.

Achtsamkeitsbasierte Stressreduktion (MBSR)

Die Achtsamkeitsbasierte Stressreduktion (Mindfulness-Based Stress Reduction, MBSR) wurde von dem Molekularbiologen Jon Kabat-Zinn entwickelt, ihre Wirksamkeit ist wissenschaftlich belegt. Kabat-Zinn erfand sie Ende der 1970er-Jahre mit dem Ziel, Schmerzpatienten ihren Dauerschmerz zu erleichtern. Seine Patienten lernten, ihre volle Aufmerksamkeit auf den aktuellen Moment zu lenken und dabei ihre Gedanken, Körperempfindungen und Sinneseindrücke zu beobachten, ohne sie zu bewerten. Damit entwickelten sie mehr Akzeptanz, und Beschwerden wurden als weniger quälend empfunden.

Lange war die Methode nicht anerkannt. Erst bildgebende Verfahren wie die Magnetresonanztomografie (MRT) lieferten vor einigen Jahren den Beweis für ihre Wirksamkeit: Es stellte sich heraus, dass regelmäßiges achtsames Meditieren das Gehirn verändert. Das bedeutet, dass der Mandelkern schrumpft, in dem unser Angstzentrum sitzt. Der Hippocampus dagegen, für Gedächtnisfunktionen zuständig, nimmt zu.

Dazu kommt, dass die Gehirnsubstanz, die unsere Aufmerksamkeit steuert, schon nach relativ kurzer Zeit des Meditierens wachsen kann. Zusätzlich entdeckten die Forscher im sogenannten orbifrontalen Kortex von Meditierenden mehr graue Zellen.

Dort wird verarbeitet, wie Menschen Situationen beurteilen und emotional auf sie reagieren.

> Inzwischen wird die Achtsamkeitsmeditation von vielen Krankenkassen anerkannt und sie zahlen einen Zuschuss zu MBSR-Kursen.

Sogar die Zusammensetzung unseres Blutes beeinflusst das Praktizieren von Achtsamkeit! Der Mediziner Tobias Esch von der Hochschule Coburg konnte zeigen, dass sich mit der sogenannten Benson-Meditation Hormonspiegel im Blut verändern und so den Stress reduzieren.

Wenn Sie an der Achtsamkeitsmeditation im Rahmen einer Psychotherapie teilnehmen möchten, können Sie sich einen Verhaltenstherapeuten suchen, der mit dieser Methode arbeitet. Für Verhaltenstherapien werden in der Regel die Kosten von den Kassen übernommen.

> Von der Achtsamkeitsmeditation, die kontinuierlich angewendet wird, können auch völlig gesunde Menschen profitieren.

Eine kleine Studie der Universität von Massachusetts zeigte, dass sogar bei Psoriasis das Training mit Achtsamkeit hilft. In der Gruppe, die die Methode anwendete, waren nach einem zwölfwöchigen Training zehn von 13 Betroffenen beschwerdefrei, in der Kontrollgruppe hingegen nur zwei von zehn. Die Teilnehmer waren wacher und aufmerksamer, konnten besser mit Stress umgehen, ihr Immunsystem wurde gestärkt und sie wurden wohlwollender – sich selbst und auch anderen gegenüber. Das Ergebnis war mehr Lebensfreude und Zufriedenheit.

Achtsamkeit im Alltag

Achtsamkeitsübungen sind in nahezu allen Lebenslagen möglich. Sie müssen nicht immer Extra-Zeit reservieren, um sich etwas Gutes zu tun und etwas zu entschleunigen.

Achtsam eine Mahlzeit einnehmen

Auf keinen Fall sollten Sie eine Mahlzeit gedankenlos hinunterschlingen. Legen Sie als Erstes Ihr Smartphone beiseite und konzentrieren Sie sich für eine Viertelstunde nur aufs Essen. Achten Sie auf jeden Bissen: Das ist nicht nur gut für den Genuss, es fördert auch die Verdauung und baut Stress ab.

- Am besten beginnen Sie bereits vor dem Essen und nehmen sich einen Moment Zeit, um die Nahrung zu schätzen. Wer hat sie zubereitet? Stellen Sie sich dann vor, wie viel Arbeit, Mühe und Energie in jeder einzelnen Zutat steckt.
- Achten Sie auf Ihre Hand, wenn Sie die Gabel oder den Löffel zum Mund führen.
- Spüren Sie genau nach, was passiert, wenn Sie den ersten Bissen in den Mund nehmen. Achten Sie darauf, wie das Essen schmeckt (zu scharf, anders als zu Hause?). Genießen Sie ganz bewusst.

Gehmeditation

Sind Sie auf dem Weg zu einer Bushaltestelle oder U-Bahn-Station? Auch dann ist Meditation möglich. Die Gehmeditation ist eine traditionelle Technik, die in Klöstern und Meditationszentren auf der ganzen Welt praktiziert wird. In veränderter Form können auch Sie deren Vorteile nutzen: Gehen Sie etwas langsamer als sonst und beobachten Sie dabei den Atem, atmen Sie z. B. drei Schritte lang aus und drei Schritte lang ein. Gleichzeitig können Sie beobachten, wie sich Ihre Beine und Füße heben und senken. Wie fühlt sich der Kontakt zum Boden an?

Etwas Schönes suchen

Auch in unangenehmen und chaotischen Situationen lässt sich meist etwas Schönes finden, wenn man danach sucht. Nehmen Sie sich dafür einen Moment Zeit. Ist es die Blume in einer Vase, die Sonne, die durchs Fenster scheint, oder ein Kinderlachen draußen?

Atmen Sie tief durch und konzentrieren Sie sich einige Momente ganz auf das Schöne, das Sie gefunden haben. Richten Sie dann Ihre Aufmerksamkeit zurück auf die gegenwärtige Situation und spüren Sie nach, ob sich an dem Gefühl und dem Empfinden gegenüber Ihrem Umfeld etwas geändert hat.

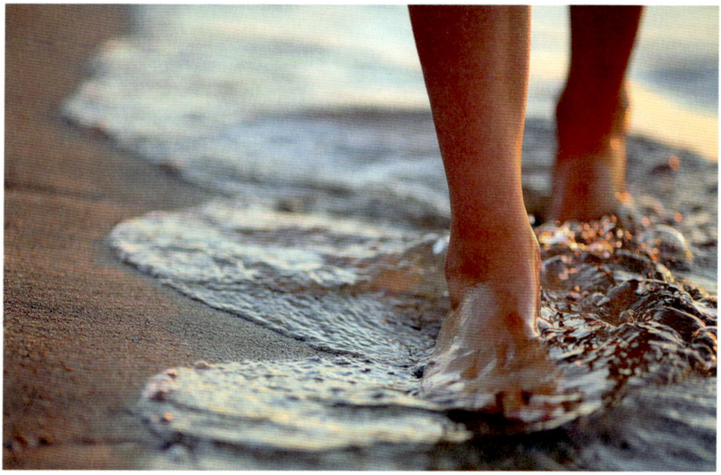

Besonders schöne Erinnerungen können Ihnen das Gefühl von Sicherheit und Geborgenheit geben

Auf den Atem achten

Diese Übung lehrt uns, ganz im Hier und Jetzt zu sein – egal was man gerade tut und wo man ist. So funktioniert sie: Nehmen Sie für zehn Minuten eine bequeme Sitzhaltung ein. Jetzt beobachten Sie Ihren Atem: wie er sich in den Nasenlöchern anfühlt oder wie sich der Bauch beim Atmen hebt und senkt. Konzentrieren Sie sich ganz auf das Atmen. Wenn Sie abschweifen, bringen Sie Ihre Aufmerksamkeit wieder zum Atmen zurück.

Geborgenheit herstellen

Diese Meditation soll Ihr Herz öffnen und Ihnen das Gefühl von Sicherheit und Gehaltenwerden geben. Schließen Sie die Augen, atmen Sie einige Male tief durch und versuchen Sie, sich mit jeder Ausatmung ein bisschen mehr zu entspannen. Denken Sie dann an eine Situation, in der Sie sich wohlgefühlt haben. Das kann eine Urlaubserinnerung sein, etwa das Schwimmen in einem See am Morgen, ein Sonnenuntergang am Meer, das Gefühl von warmem Sand unter den Füßen – einfach ein Moment, in dem Sie sich ganz und gar geborgen und zu Hause gefühlt haben.

Nehmen Sie sich Zeit, das richtige Bild für sich zu finden. Dann bleiben Sie in dieser Erinnerung einige Minuten lang und malen sich die Szene detailliert aus, schwelgen Sie geradezu darin. Lassen Sie sich ganz von diesem Gefühl durchströmen und nehmen Sie es am Ende mit in Ihren Alltag.

Ein positiver Blick auf die eigene Zukunft

Die Diagnose Autoimmunerkrankung ist für jeden Menschen erst einmal sehr schwer zu verdauen. Aber es wird viel daran geforscht. Dachte man beispielsweise vor 20 Jahren noch, dass Bewegung bei MS schadet, so weiß man heute, dass diese hilft. Derartige Beobachtungen macht man auch bei anderen Autoimmunkrankheiten, wie Sie anhand der folgenden Kapitel erkennen können.

Beobachten Sie die Angebote der Selbsthilfegruppen und halten Sie Augen und Ohren offen. Es gibt immer wieder Fortschritte und neue Erkenntnisse, neue Wege tun sich auf, und plötzlich findet sich etwas, das hilft. Mehr dazu, was die Wissenschaft tut, um Autoimmunerkrankungen in den Griff zu bekommen, erfahren Sie Sie im Kapitel „Aus der Forschung“ auf Seite 101.

Heilkräuter und Gewürze

Heilkräuter und Gewürze allein können eine Autoimmunerkrankung nicht heilen – Linderung verschaffen jedoch schon. Bevor die Schulmedizin auf den Plan trat, half sich die Menschheit bei vielfältigen Leiden mit dem über Jahrhunderte weitergegebenen Wissen über selbst gesammelte Kräuter und deren Zubereitung. Auf dieses Wissen können wir auch heute noch zugreifen und von den positiven Kräften von Heilkräutern und Gewürzen profitieren. Viele Pflanzenstoffe sind mittlerweile auch von der Schulmedizin anerkannt und Bestandteil von Therapien.

Gewürze, die bei Autoimmunkrankheiten helfen

Im Folgenden finden Sie eine Tabelle mit hilfreichen Gewürzen, die sogar bei mehreren Autoimmunkrankheiten helfen können.

GEWÜRZ	HILFT BEI …	WIRKUNG	WIRKSTOFFE
Kurkuma (Gelbwurz), enthalten z. B. in Curry	Arthrose Psoriasis Diabetes Typ 1	• entzündungshemmend • schmerzlindernd	Curcumin
Kreuzkümmel	Arthrose	• schmerzlindernd	Cumin
Ingwer	Rheuma	• entzündungshemmend • schmerzlindernd	Antioxidantien
Zimt		• stoffwechselanregend • entzündungshemmend • wärmend • wirkt positiv auf den Blutzucker- und Cholesterinspiegel	
Hagebuttenpulver (nicht Hagebuttentee)	Arthrose	• täglich 5 g wirken schmerzlindernd und hemmen möglicherweise den Knorpelabbau • entzündungshemmend	Galaktolipide
Chilischote		• regt die Durchblutung an • lindert Entzündungen und Schmerzen • stärkt das Immunsystem	Capsaicin
Zwiebeln und Knoblauch		• entzündungshemmend	Schwefelverbindungen

GEWÜRZ	HILFT BEI …	WIRKUNG	WIRKSTOFFE
Portulak		• entzündungshemmend	Vitamin C, Omega-3-Fettsäuren, Vitamine A und E, Magnesium, Zink, Flavonoide
Ananas	Rheuma	• wundheilend • entzündungshemmend	Bromelain
Kirschen (v. a. Sauerkirschen), Heidelbeeren, rote Trauben		• schmerzlindernd	Anthocyane

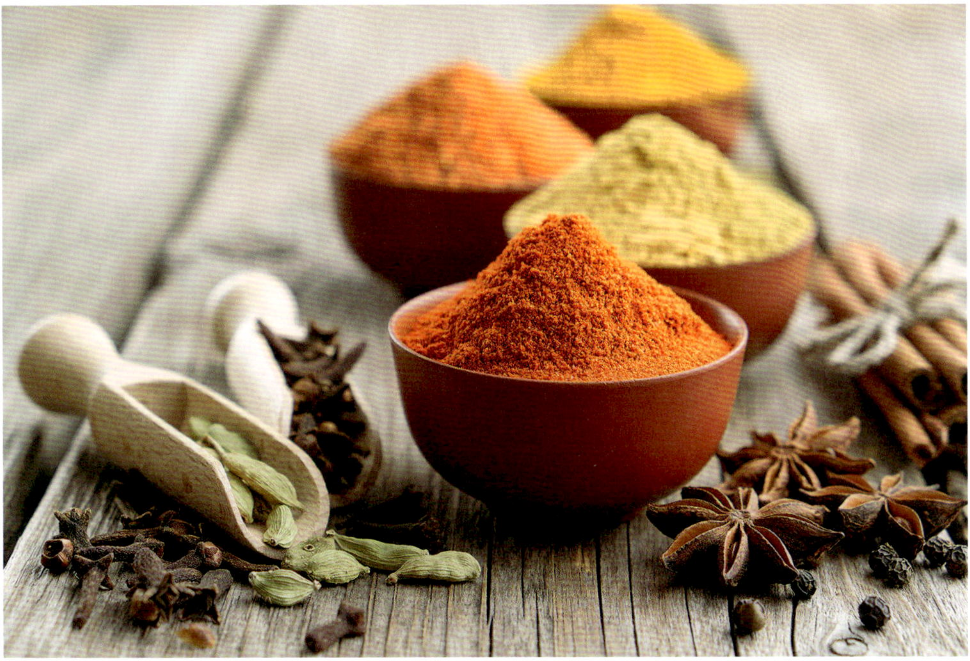

Viele Pflanzenstoffe, wie Kurkuma, sind mittlerweile Bestandteil von Therapien

Spezielle Anwendungen der Gewürze

Kreuzkümmel: Seine Samen ähneln Kümmelsamen, schmecken jedoch würzig und leicht fruchtig-scharf. Eine Messerspitze dieser typischen Zutat orientalischer Speisen mischt man mit Muskat und Koriander und rührt sie mit etwas Öl täglich ins Essen. Damit konnten laut Studien bei 80 Prozent der Arthrosebetroffenen die Beschwerden gelindert werden.

Portulak: Er wirkt entzündungshemmend. Seine jungen Zweige und Blätter nutzt man am besten frisch geerntet für Salate oder Kräuterquark.

Entzündungshemmende Substanzen in Lebensmitteln

Zu den Antioxidantien gehören die Vitamine C und E sowie Carotinoide und jene sekundären Pflanzenstoffe, die zu den Polyphenolen (Resveratrol, Flavonoide und Anthocyane) zählen und die in Obst und Gemüse enthalten sind; außerdem Pflanzenöle, insbesondere Weizenkeimöl, rotes Palmöl und Olivenöl.

Heilpflanzen, die bei Autoimmunkrankheiten helfen

Schafgarbe: Multiple Sklerose

> Eine Studie ergab: Mithilfe eines Extrakts aus der Heilpflanze Schafgarbe lassen sich die Schübe sowie das Auftreten von Hirnläsionen reduzieren.

Etwa 90 Prozent der Menschen mit MS leiden unter Schüben. Sie treten in der Regel unregelmäßig auf und werden oft von Sehstörungen, Sensibilitätsstörungen sowie Bewegungs- und Denkstörungen begleitet.

Mithilfe eines Extrakts aus der Heilpflanze Schafgarbe lassen sich sowohl die Schübe als auch das Auftreten von Hirnläsionen (sichtbar im MRT) bei Menschen mit Multipler Sklerose reduzieren. Für eine Studie wurden täglich 250 und 500 mg Achillea-Extrakt gegeben. Die Präparate enthielten die sekundären Pflanzenstoffe Luteolin (0,28 mg/g) und Apigenin (1,58 mg/g).

Beide Extraktmengen reduzierten die Anzahl der Schübe. Der Extrakt mit der höheren Dosierung senkte das Rezidivrisiko und das Volumen der auftretenden Läsionen im MRT deutlich. Leichte Verbesserungen wurden bezüglich der Gehirnleistungen erzielt, wie gedächtnisspezifische und Wortverarbeitungsfähigkeiten sowie die Bewältigung sogenannter exekutiver Funktionen, die z. B. eine strategische Handlungsplanung oder die Korrektur eines Fehlers ermöglichen. Auch depressive Verstimmungen wurden weniger häufig festgestellt. Als Nebenwirkungen traten nur vereinzelte, leichte allergische Hautreaktionen auf.

Da leider keine bestehenden Defizite damit verbessert werden konnten, ist dieser Ansatz als Begleitmedikation von Anfang an zu empfehlen. Dabei gilt die geringere Konzentration als ausreichend.

Mit Schafgarbe lassen sich MS-Schübe reduzieren

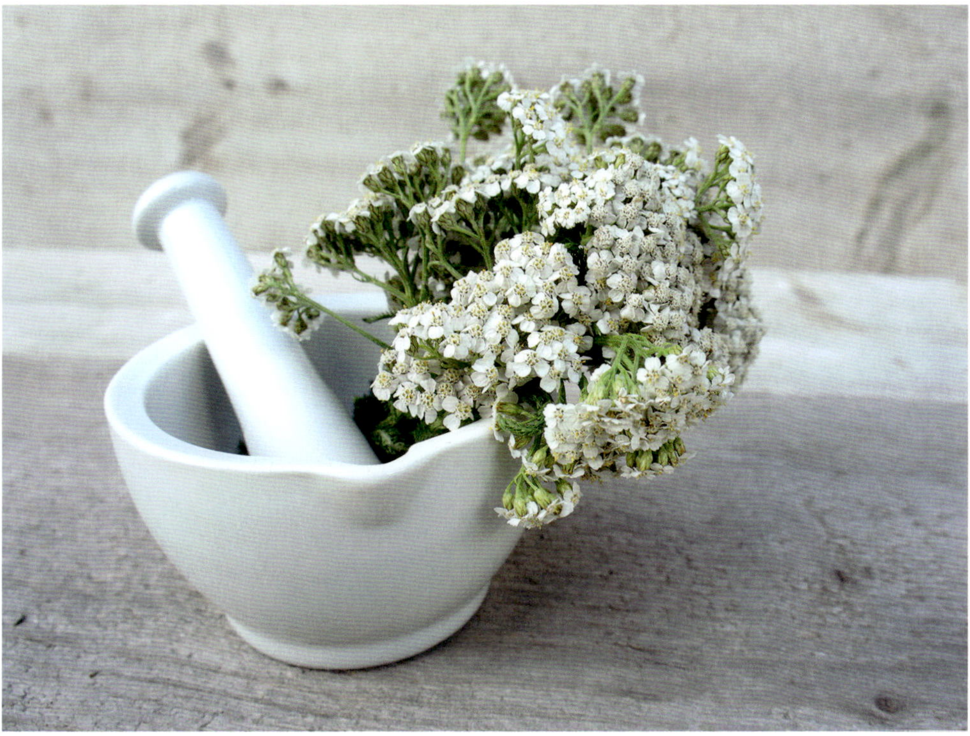

Sanddornöl hilft bei chronischen Hauterkrankungen.

Sanddorn: Psoriasis

Sanddornöl hilft bei chronischen Hauterkrankungen wie Schuppenflechte und Neurodermitis. Das liegt an dessen hohem Gehalt an Vitaminen, Fett- und Aminosäuren, Phenolen, Terpenen und Tanninen.

Im Rahmen einer kleinen Studie stellte man fest, dass Sanddornöl, hergestellt aus dem Fruchtfleisch der Sanddornbeeren, eine deutliche Verbesserung der Hautläsionen bewirkte. Dafür trugen die Probanden jeweils zweimal täglich die Öle auf die betroffenen Läsionen der beiden Körperseiten auf.

Sanddornöl, hergestellt aus den Sanddornbeeren zur äußeren Anwendung, erhalten Sie in einigen gut sortierten Apotheken oder im Online-Versandhandel, vorzugsweise in Bioqualität.

Grüntee-Extrakt und Lupus

Eine Studie zeigte, dass ein Extrakt aus grünem Tee als ergänzende nebenwirkungsfreie Medikation hilft, die krankheitsspezifischen Symptome bei systemischen Lupus erythematodes zu lindern und den Autoimmunstatus zu bessern.

Der grüne Tee und insbesondere das Katechin Epigallocatechin-3-Gallat hat nachgewiesenermaßen antientzündliche und immunmodulierende Effekte bei einer Menge von zwei Kapseln mit je 500 mg Grüntee-Extrakt. Eine Untersuchung seiner Wirkstoffe hinsichtlich der Krankheitsaktivität und Lebensqualität bei systemischem Lupus erythematodes (SLE) ergab sich eine deutliche Verbesserung:

- erhöhte Vitalität,
- verbesserte physische Beweglichkeit und
- ein gesteigertes Allgemeinbefinden. Dies ist von besonderer Bedeutung, da Lupus-Betroffene krankheitsbedingt häufig über Fatigue-Symptome klagen.

Einige Betroffene konnten mit dem Extrakt die konventionellen Medikamente reduzieren.

Schwarzkümmelöl und rheumatoide Arthritis

Arthritisgeplagte können sich Hilfe erhoffen: Gelenkschwellungen, -steifheit und -schmerz können mit täglich 1000 mg Schwarzkümmelöl erheblich reduziert werden.

Gelenkprobleme können mit täglich 1000 mg Schwarzkümmelöl erheblich reduziert werden.

Normalerweise wird das Hahnenfußgewächs Nigella sativa bei Allergien, Verdauungsproblemen und zur Immunstärkung eingesetzt. Entsprechende Untersuchungen ergaben jedoch, dass Schwarzkümmelölkapseln die herkömmlichen Medikamente zwar nicht ersetzen, jedoch arthritisspezifische Beschwerden deutlich lindern können. Auf die Einnahme von Kortison konnte verzichtet werden.

Dabei ist es wichtig, die empfohlene Menge nicht zu überschreiten, da eine Überdosierung zu Magen-Darm-Problemen, Leberschäden und Kontaktallergie führen kann.

Schwarzkümmelölpräparate erhalten Sie als Nahrungsergänzung rezeptfrei in der Apotheke oder im Internet.

Gummiharz bei Entzündungen

Das aus dem Stamm des Weihrauchbaums gewonnene Harz enthält entzündungshemmende Substanzen. Diese machen Weihrauch als Arzneimittel z. B. für die Therapie von Krankheiten wie rheumatoide Arthritis, Arthrose und andere entzündliche Gelenkerkrankungen hochinteressant. Auch für Multiple Sklerose ist die Pflanzenmedizin möglicherweise hilfreich.

Das Gummiharz des Weihrauchs enthält zum erheblichen Teil ätherische Öle (bis zu zehn Prozent) und Boswelliasäuren wie die Alpha- und Beta-Boswelliasäure. Sie können, abhängig von Extrakt und Dosierung, die Entstehung von Entzündungsreaktionen im Körper beeinflussen.

Tatsächlich ist der indische Weihrauch im Europäischen Arzneibuch zur Behandlung von rheumatoider Arthritis und chronisch-entzündlichen Darmerkrankungen wie Morbus Crohn und Colitis ulcerosa anerkannt.

Als Tagesdosis werden für Erwachsene 1–3-mal täglich 400 mg Weihrauch-Trockenextrakt empfohlen, entsprechend 30–40 Tropfen eines Flüssigextrakts, bei starken Schmerzen bis zu 3-mal täglich 60 Tropfen.

Bei uns sind Weihrauchpräparate als Nahrungsergänzungsmittel im Handel erhältlich. Da die Mittel nicht standardisiert sind und möglicherweise Schadstoffe enthalten, sollten Sie besser ein Produkt aus der Apotheke wählen.

Gesetzliche Krankenkassen übernehmen die Kosten für Weihrauchpräparate in der Regel bisher nicht.

Es können Nebenwirkungen auftreten wie Übelkeit, Sodbrennen sowie allergische Reaktionen. Auch vor möglichen Wechselwirkungen mit anderen Medikamenten warnt die Verbraucherzentrale. Ganz besonders schwierig wird es, wenn Sie Blutgerinnungshemmer wie Warfarin einnehmen. Insbesondere dann mit dem zuständigen Arzt vor der Einnahme sprechen.

Es gibt auch bei uns Studien, die zeigten, wie wertvoll die Inhaltsstoffe des Weihrauchextrakts sind. „Boswelliasäuren interagieren mit verschiedenen Eiweißen, die an entzündlichen Reaktionen beteiligt sind", so Prof. Dr. Oliver Werz von der Friedrich-Schiller-Universität Jena. Sie reagieren mit einem Enzym, das für einen Entzündungsstoff verantwortlich ist, der aus dem Arachidonsäurestoffwechsel unseres Körpers bekannt ist: Prostaglandin E2. Er spielt bei der Entstehung von Fieber und Schmerzen eine entscheidende Rolle. Boswelliasäuren hemmen dieses Enzym sehr wirkungsvoll und verringern so die Entzündungsreaktion. Damit können sie gezielt in der Therapie von Entzündungserkrankungen eingesetzt werden.

Boswelliasäuren lassen auch weniger Nebenwirkungen erwarten als heute gängige Entzündungshemmer, die zudem weniger spezifisch wirken, bei längerer Anwendung das Risiko für Magengeschwüre erhöhen und die Nierenfunktion beeinträchtigen. Bei einer bekannten Überempfindlichkeit gegenüber Salicylsäure sollten Sie vorsichtig sein. Selten sind auch Magen- und Darmbeschwerden möglich.

Einem Forschungsteam aus Wissenschaftlern der Universität Jena und der Louisiana State University ist es gelungen, den Mechanismus der entzündungshemmenden Wirkung des Weihrauchharzes aufzuklären. Dabei spielt ein bereits bekanntes Enzym,– die sogenannte 5-Lipoxygenase, eine Rolle. Dieses Enzym wirkt normalerweise entzündungsfördernd, wird aber durch den Naturstoff zu einem entzündungshemmenden Eiweiß umprogrammiert.

AUS DER FORSCHUNG

Sie haben in den vorangegangenen Kapiteln viel zu ergänzenden Behandlungsmöglichkeiten aus konventioneller und Erfahrungsmedizin gelesen – von einer entzündungshemmenden Ernährung bis hin zu Anti-Stress-Maßnahmen und der Heilkraft von Pflanzen. In diesem Kapitel habe ich Ihnen interessante Forschungsergebnisse und -vorhaben zu einzelnen Autoimmunerkrankungen zusammengestellt.

Diabetes mellitus Typ 1

Bei der Autoimmunerkrankung Typ-1-Diabetes zerstört das körpereigene Immunsystem die Inselzellen, sodass die Bauchspeicheldrüse kaum noch Insulin produzieren kann. Ohne Insulin kommt es zu einem Glukosestau in den Blutbahnen, der Blutzuckerspiegel steigt an, die Organe werden nicht mehr ausreichend mit Energie versorgt. Dann muss künstlich Insulin zugeführt werden, damit die Körperzellen wieder den erforderlichen Traubenzucker erhalten.

Früherkennung der Veranlagung

Teilnehmen können Kinder aus Bayern, Niedersachsen und Sachsen zwischen zwei und zehn Jahren.

Bislang führte man bei Kindern meist nur dann eine Früherkennungsuntersuchung durch, wenn bereits Verwandte an Typ-1-Diabetes erkrankt waren. Die Fr1da-*plus*-Studie „Typ-1-Diabetes: Früh erkennen – Früh gut behandeln“ untersucht anhand eines Bluttests, ob bei einem Kind ein frühes Stadium des Typ-1-Diabetes vorliegt. Wenn dies der Fall ist, kann die Erkrankung von Anfang an optimal behandelt werden.

Im Rahmen der üblichen Untersuchungen für Babys und Kleinkinder von U7 bis U11 oder bei jedem anderen Kinderarztbesuch in diesem Zeitraum kann diese Testung auf Diabetes-Autoantikörper durchgeführt werden. Diese entstehen, wenn die insulinproduzierenden Zellen der Bauchspeicheldrüse entzündet sind. Können die verschiedenen Autoantikörper nachwiesen werden, zeigt dies, dass bei dem Kind bereits ein Frühstadium des Typ-1-Diabetes vorliegt – auch ohne Symptome. Schulungen für Eltern und Kind sowie Nachuntersuchungen sorgen dann dafür, dass die Familien gut vorbereitet sind, wenn die Krankheit ausbricht.

Es gibt eine weitere Studie, die noch früher als die Fr1da-plus-Studie ansetzt: die Freder1k-Studie, für die sich mehrere Forschungseinrichtungen und Kliniken in Europa zusammengeschlossen haben. Sie bietet Eltern die Möglichkeit, ihr Kind im Zusammenhang mit dem regulären Neugeborenen-Screening auf das Risiko, Typ-1-Diabetes zu entwickeln, untersuchen zu lassen.

Krankheitsausbruch verzögern oder verhindern

Ärzte vom Helmholtz Zentrum und der TU München versuchen gemeinsam mit Partnerinstitutionen das Unmögliche wahr werden zu lassen: den Ausbruch der Stoffwechselerkrankung zu verzögern oder ganz zu verhindern. Kinder mit Risikogenen oder Autoantikörpern, die bei den Früherkennungsuntersuchungen entdeckt wurden, konnten an einer speziellen Studie teilnehmen. Sie bekamen zu einer Mahlzeit bis zum dritten Lebensjahr Insulinpulver verabreicht, da ja die erste fehlgeleitete Autoimmunantwort gegen das Insulin gerichtet ist. Wird das Insulinpulver über den Mund aufgenommen, hat es keinen Einfluss auf den Blutzuckerspiegel. Kommt das Hormon im Darm an, wird das Insulinpulver über die Darmschleimhaut aufgenommen und dem Immunsystem sozusagen „vorgestellt". Auf diese Weise soll unser Abwehrsystem lernen, Insulin als „ungefährlich" einzustufen, damit es nicht zu einer Entzündungsreaktion kommt. Die Untersuchung läuft noch, erste Ergebnisse werden 2025 vorliegen.

Wurde bei Kindern im Rahmen der Freder1k-Studie ein erhöhtes genetisches Risiko für die Entwicklung eines Typ-1-Diabetes festgestellt, können diese bis zum Alter von sechs Wochen außerdem an der Sint1a-Studie teilnehmen. Im Rahmen dieser Studie wird die Darmflora unterstützt, denn man weiß, dass eine gesunde Darmflora Entzündungen reduziert und das Immunsystem positiv beeinflusst.

Wissenschaftler wollen erreichen, dass die Feststellung der Veranlagung von Diabetes bald zu den Standarduntersuchungen gehört.

Dabei setzt man auf bestimmte Bakterienarten. So ist bekannt, dass zu einer gesunden Darmflora unter anderem das Bifidobacterium infantis gehört. Kinder, deren Darm kaum von dieser Bakterienart besiedelt ist, entwickeln häufiger entzündliche Darmerkrankungen, Allergien oder Autoimmunerkrankungen. Dafür gibt man Säuglingen im ersten Lebensjahr täglich diesen Bakterienstamm – angerührt in Muttermilch oder Wasser –, um die Darmflora zu unterstützen. Damit hofft man, die Entwicklung der Stoffwechselerkrankung zu bremsen oder sogar zu verhindern.

Sport zukünftig mit Glukose-App

Ohne Sport bzw. körperliche Aktivität funktioniert der Körper auch bei Diabetes Typ 1 nicht. Dabei sollten Sie bei Diabetes Typ 1 ein besonders wachsames Auge auf die Blutzuckerwerte haben.

Mithilfe einer App können Sie zukünftig erfahren, ab welchem Glukosewert es notwendig ist, während Ihrer sportlichen Betätigung zusätzliches Insulin zuzuführen. Außerdem erfahren Sie, bei welchem Blutzuckerwert welche Menge an Kohlenhydraten – abhängig vom Glukosewert – eingenommen werden soll. Diese App wird derzeit gemeinsam mit dem King's College in London entwickelt.

Basis für dieses intelligente Glukosemanagement sind die neuen Zuckermessgeräte, die permanent aktuelle Glukosewerte zur Verfügung stellen. Diese werden nicht-invasiv, also ohne Blutabnahme, mit einem winzigen, unter der Haut angebrachten Sender permanent gemessen. Dieser Sender überträgt dann mehrmals pro Tag den jeweils aktuellen Wert an den Empfänger. Damit ist es nicht mehr notwendig, alle Therapieempfehlungen bei Sport und Diabetes mellitus Typ 1 auf Basis von Blutzuckermessungen von der Fingerbeere zu erstellen.

> Könnte man zerstörte Inselzellen durch neue ersetzen, wäre Diabetes Typ 1 möglicherweise heilbar.

In der Zukunft zerstörte Inselzellen ersetzen

Könnte man die zerstörten Inselzellen durch neue, aus Bauchspeicheldrüsenzellen (Pankreaszellen) anderer Menschen ersetzen, wäre Diabetes Typ 1 möglicherweise heilbar. Bauchspeicheldrüsen sind jedoch seltene Spenderorgane. Im Rahmen einer neuen Studie fanden Forscher nun einen Ansatz, mit dem es möglich sein soll, Inselzellen aus Stammzellen zu entwickeln; diese können sich zu jedem Zelltyp entwickeln. Das Verfahren, die richtigen Zellen für Diabetes Typ 1 zu entwickeln, ist jedoch sehr komplex.

Die Forscher suchten nach einer Möglichkeit, mit der sie die Differenzierung in spezialisierte Pankreasvorläuferzellen besser kontrollieren können. In einer Zusammenarbeit mit der Biotech-Firma Miltenyi Biotec identifizierten sie einen monoklonalen Antikörper mit der Bezeichnung CD177, der diese spezialisierten Pankreasvorläuferzellen besser differenziert. Damit konnte sowohl die Homogenität und Qualität der erzeugten Betazellen als auch deren Sicherheit verbessert werden. Dies war ein wichtiger Schritt auf dem Weg hin zur klinischen Umsetzung stammzellbasierter Betazellersatztherapien. Daraus werden in Zukunft hoffentlich Krankheitsmodelle entwickelt werden können, die die menschliche Bauchspeicheldrüse imitieren. Mit diesen Betazellen können dann in Zukunft auch neue Wirkstoffe getestet werden.

Multiple Sklerose

Multiple Sklerose ist eine entzündliche Erkrankung des Nervensystems. Da praktisch jede Region des Gehirns oder des Rückenmarks betroffen sein kann, gilt MS auch als „Krankheit mit den 1000 Gesichtern". Die Ursachen für MS sind noch nicht genau bekannt, inzwischen besteht jedoch der Verdacht, dass auch ein Virus die Erkrankung verursachen könnte.

Zyklotide bei überschießenden Immunreaktionen

Die Karl und Veronica Carstens-Stiftung vergibt immer wieder Wissenschaftspreise für Forschung im Bereich Naturheilverfahren und Komplementärmedizin – nicht nur für Multiple Sklerose.

2018 erhielt Prof. Dr. Carsten Gründemann vom Universitätsklinikum Freiburg die Auszeichnung für seine Arbeiten zu immunsuppressiven Zyklotiden, einem pflanzlichen Wirkstoff, der in Röte- und Veilchengewächsen vorkommt und der MS-Betroffenen bald helfen könnte.

Er hemmt die Bildung von T-Zellen und stoppt oder reduziert damit überschießende Immunreaktionen. Damit bietet der Wirkstoff die Möglichkeit, ihn für eine Therapie der MS einzusetzen. Auch Medikamente werden daraus bereits entwickelt.

Salz hat Effekte auf Autoimmunität

Natriumchlorid, also Kochsalz, ist ein lebensnotwendiges Mineral. Essen wir jedoch zu viel davon, riskieren wir Herz-Kreislauf-Erkrankungen und Nierenleiden. Dies wurde auch bei MS untersucht – mit abhängig vom Tiermodell sich widersprechenden Ergebnissen.

Wissenschaftler am Max-Planck-Institut für Biochemie konnten 2021 im Tierversuch zeigen, dass ein moderat erhöhter Salzkonsum keinen negativen Effekt auf den Verlauf der Erkrankung hat. Ganz im Gegenteil: Ein erhöhter Salzkonsum führte sogar zu einer Unterdrückung der Erkrankung.

> Es scheint, dass ein moderat erhöhter Salzkonsum vorteilhafte Effekte auf die Autoimmunität des ZNS hat.

Schlussendlich konnten die Wissenschaftler zeigen, dass der erhöhte Salzkonsum die Entwicklung der Autoimmunerkrankung unterdrückt. Es scheint, dass ein moderat erhöhter Salzkonsum vielfältige und potenziell vorteilhafte Effekte auf die Autoimmunität des zentralen Nervensystems (ZNS) bei Mäusen und möglicherweise auch beim Menschen hat.

Das Immunsystem resetten

Mit dieser Therapie wird das immunologische Gedächtnis zerstört, mit dem Ziel, die Autoimmunerkrankung wirklich zu verhindern. Dabei wird während einer zweitägigen Therapie die Bildung von Stammzellen verstärkt. Nach zehn Tagen werden diese mit einem Spezialgerät gefiltert und eingefroren. Anschließend bekommt der Patient fünf Tage lang eine hochdosierte Chemotherapie mit einer Mischung aus Zellteilungshemmern und Antikörpern – damit wird das Immunsystem auf null gesetzt. Am letzten Tag werden die eingefrorenen und aufgetauten Stammzellen zurück ins Knochenmark transferiert, wo sie die Aufgabe haben, ein neues Immunsystem aufzubauen.

Manche Patienten überleben eine Stammzellentherapie nicht. Meistens jedoch verläuft die Therapie erfolgreich.

Der Immunreset kommt bei zahlreichen chronisch-entzündlichen Krankheiten zum Einsatz, z. B. bei Nervenentzündungen, Allergien, Darmentzündungen, systemischen Autoimmunerkrankungen wie Lupus und Sklerodermie oder Blutgefäßentzündungen.

Häufig und erfolgreich durchgeführt wird die Therapie bei Multiple-Sklerose-Kranken in den USA. In einer Klinik in Chicago wurden tausende Patienten behandelt. Das Ergebnis: Über 75 Prozent der Betroffenen blieben in den ersten vier Jahren danach ohne Rückfall. Fast immer konnten sie wieder besser gehen und flüssiger sprechen. Das schafft kein MS-Medikament. Besonders eindrucksvoll: Ein 43-jähriger an Sklerodermie Erkrankter benötigte nach dem Eingriff keinen Rollstuhl mehr.

Die Stammzellentherapie bei Multipler Sklerose steht in den USA inzwischen vor dem Durchbruch. Bei uns in Deutschland ist sie bei Autoimmunerkrankungen nur in Härtefällen zulässig. Das heißt: Nur dann, wenn nachweislich kein Medikament mehr hilft, kann sie zum Einsatz kommen.

Neuer Biomarker für gezielte Therapiewahl

Für die Wahl einer individuell passenden Therapie benötigt man eine treffsichere Vorhersage des weiteren Krankheitsverlaufs. Nun ist ein neuer Biomarker in Sicht, der eine maßgeschneiderte Behandlung von MS in greifbare Nähe rücken könnte. Dem Neuroimmunologen Dr. Harald Hegen von der Innsbrucker Universitätsklinik für Neurologie ist es gemeinsam mit seinem Team sowie Kollegen in Wien und Graz gelungen, eine in der Gehirnflüssigkeit nachweisbare Eiweißverbindung zu identifizieren. Diese sogenannten freien Leichtketten κ (κ-FLC) könnten als unabhängige Biomarker für die frühe Prognose der MS dienen.

Man fand heraus, dass Patienten mit einem hohen κ-FLC-Index ein vierfach erhöhtes Risiko für einen schwereren Krankheitsverlauf haben. Es dauerte nur elf Monate bis zu einem zweiten Schub, während bei Personen mit einem niedrigen κ-FLC-Index durchschnittlich erst nach 36 Monaten ein zweiter Schub auftrat. Dieser Marker ist effektiv, kostengünstig und deutlich schneller als bisherige Verfahren.

Verordnungfähige Apps

Seit Oktober 2020 dürfen Ärztinnen und Psychotherapeuten endlich auch Medizin-Apps verschreiben. Die Liste der aktuell verordnungsfähigen Apps finden Sie unter diga.bfarm.de/de/verzeichnis.

Die DMSG (Deutsche Multiple Sklerose Gesellschaft e.V.) empfiehlt die eigens entwickelten Apps „MS-Tagebuch“, „MS-Kognition“ und „MS.TV“. MS.TV bietet Experten- und Patientenvideos, informiert über Neues in der MS-Forschung, alternative und komplementäre Medizin, Schule und Beruf sowie Familie und Partnerschaft.

Weitere Apps, die von Pharmaunternehmen und ihren wissenschaftlichen Partnern entwickelt wurden, finden Sie im Apple und Google App Store, wie die „Cleo App“, „Aktiv mit MS“ oder „MSGemeinsam“. Die „Elevida App“ richtet sich beispielsweise an MS-Betroffene, die mindestens 18 Jahre alt sind und bei denen zusätzlich eine Fatigue vorliegt.

Digitale Smartphone-Helfer – nicht nur bei Multipler Sklerose

MyTherapy	App zur Erinnerung an Medikamente und Tabletten
7Mind	Meditations- und Achtsamkeitsapp
Calm	Entspannungs- und Schlaf-App
Somnio	App bei Ein- und Durchschlafproblemen
BeFocused	Zeitmanagement-App
NeuroNation, Peak	Apps für Gehirntraining
Wheelmap	virtuelle Landkarte für barrierefreie Orte: Cafés, Restaurants, Kinos, Bahnstationen und Behörden
Nette Toilette	Verzeichnis von Privatpersonen und Gaststätten mit oft barrierefreier Toilette auch für Nichtkunden

Quelle: „Kontakt" 3/2021: „Digitale Gesundheit: Apps auf Rezept"

Bewegung und Multiple Sklerose

Zahlreiche Studien zu MS und Sport belegen, dass die Symptome durch regelmäßige sportliche Aktivität zurückgehen. Dazu gehören Beschwerden wie Fatigue, Depression, Gang- und Gleichgewichtsstörungen. Aber auch die geistige Leistungsfähigkeit kann gesteigert werden.

2010 wurde erstmals „Spoks" („Sportorientierte Kompaktschulung für Menschen mit MS") angeboten. Die Betroffenen werden individuell, flexibel und persönlich betreut und lernen, wie sich welche Bewegung auf ihren Körper auswirkt. Dieses Wissen kann dann passgenau in praktisches Training umgesetzt werden. Aufgrund von Corona wurden 2021 erstmals virtuelle Spoks-Grundlagenkurse angeboten, mit denen zu Hause gelernt und trainiert werden kann. Dazu gibt es auch die „Daily Spoks" auf dem gleichnamigen YouTube-Kanal.

> Das Training kann als Krankenkassenleistung verschrieben werden – unabhängig vom Budget des Arztes. Informationen unter www.spoks-ms.de

Zusammenhang zwischen Epstein-Barr-Virus und MS

Amerikanische Forscher konnten 2022 beweisen, dass es einen engen Zusammenhang zwischen dem Epstein-Barr-Virus (EBV) und Multipler Sklerose gibt.

Dazu analysierten Wissenschaftler der Harvard University die Krankenakten von mehr als zehn Millionen US-Soldatinnen und -Soldaten, die zwischen 1993 und 2013 dem Militär angehörten. 955 Menschen erkrankten im Verlauf ihres Militärdiensts an MS, von 801 lagen Serumproben vor, bevor die MS-Diagnose gestellt wurde. Nur einer der 801 Fälle war EBV-negativ – alle anderen Fälle traten in der Gruppe auf, die mit dem Epstein-Barr-Virus infiziert war.

Auch weitere Biomarker, die bei der Diagnose und zur Einschätzung des Schweregrads von Multipler Sklerose helfen, konnten erst nach einer Infektion mit dem Epstein-Barr-Virus, aber vor dem Ausbruch der Krankheit im Blut festgestellt werden.

Roland Martin, Neuroimmunologe am Universitätsspital Zürich, relativiert die gute Nachricht jedoch: „Die sehr gute Studie zeigt eindrücklich, dass es tatsächlich einen starken Zusammenhang zwischen dem Epstein-Barr-Virus und Multipler Sklerose gibt“, und: „Allerdings zeigt sie nur einen Zusammenhang. Ob das Virus wirklich die Hauptursache ist und wie es Multiple Sklerose verursacht, darüber wissen wir noch nichts.“

Das Epstein-Barr-Virus, Erreger des Pfeifferschen Drüsenfiebers, kommt überall vor: Etwa 93 Prozent aller Menschen haben eine Infektion hinter sich und tragen das Virus dauerhaft in sich. In der Regel bleibt der Befall ohne Symptome, manchmal entsteht daraus jedoch das Pfeiffersche Drüsenfieber; eine Minderheit erkrankt an Multipler Sklerose. Es liegt jedoch nicht an dem Virus allein, ob sich die Krankheit entwickelt. Wie Sie bereits wissen, spielt die Vererbung eine Rolle, außerdem Umweltfaktoren oder auch Übergewicht und Dauerstress.

Aus der amerikanischen Studie lässt sich ableiten, wie sich Multiple Sklerose in Zukunft vielleicht verhindern ließe: mit einer Impfung gegen das Epstein-Barr-Virus. Allerdings ist noch nicht bekannt, ob es eine Impfung geben könnte, die eine Infektion vollständig verhindert – und ob das überhaupt sinnvoll ist.

In Zukunft könnte eine Impfung gegen das Epstein-Barr-Virus auch vor MS schützen.

Psoriasis

Die Schuppenflechte gehört zu den häufigsten chronisch entzündlichen Hauterkrankungen und kann durch innerliche und äußerliche Faktoren ausgelöst werden. Wie auch andere Autoimmunerkrankungen, verläuft die Psoriasis chronisch oder in wiederkehrenden Schüben. Auch hier können kürzere oder längere akute Phasen mit Perioden ohne oder wenigen Symptomen abwechseln. Die Schuppenflechte ist nicht heilbar, es gibt aber gute Therapieoptionen.

Mandel-OP könnte Psoriasis bessern

Prof. Dr. Jörg Prinz, Klinik und Poliklinik für Dermatologie und Allergologie in München, untersuchte Betroffene, die ihre Schuppenflechte durch eine Streptokokken-Angina bekommen hatten. Er stellte fest, dass sich in den Mandeln dieser Menschen die gleichen Lymphozyten („T-Zellen") befinden wie in der psoriatischen Haut. Ferner konnte er zeigen, dass diese T-Zellen von den Mandeln „gezielt in die Haut einwandern".

Eine durch Streptokokken (Bakterien) hervorgerufene Angina kann den Ausbruch einer Psoriasis provozieren.

Die Entfernung der Mandeln könnte bei einer hartnäckigen Schuppenflechte und wiederkehrenden Mandelentzündungen eine Option sein, denn wenn die Mandeln entfernt werden, wird „der Nachschub von krankheitsvermittelnden T-Zellen unterbunden". Für eine eindeutige Empfehlung fehlen allerdings noch Langzeituntersuchungen.

Gesunder Lebensstil wirkt

Wer viel Obst und Gemüse zu sich nimmt, nicht raucht, allenfalls maßvoll Alkohol trinkt, auf ein gesundes Gewicht achtet und Sport treibt, stärkt damit Körper und Psyche und sorgt für ein robusteres Immunsystem. Aber noch mehr: Die Anfälligkeit für Psoriasis-Schübe nimmt ab.

Wissenschaftliche Studien zeigten, dass Psoriasis bei Rauchern im Durchschnitt schwerer ausgeprägt ist als bei Nichtrauchern. Dazu kommt, dass Menschen, die täglich 15 Zigaretten oder mehr rauchen, gegenüber dem Bevölkerungsdurchschnitt ein dreimal so hohes Risiko haben, eine Psoriasis zu entwickeln. Auch Alkohol hat einen ähnlichen Effekt: Bei Männern, die an Psoriasis leiden, ist ein überdurchschnittlich hoher Alkoholkonsum bekannt.

Wissenschaftler konnten bislang nicht eindeutig beweisen, dass eine gesunde Ernährung mit weniger Schüben in Verbindung gebracht werden kann. Klar ist aber, dass sich bei Übergewicht die Psoriasis verschlechtert. Nimmt man jedoch ab, kann man mit einer Verbesserung des Krankheitsbildes rechnen.

Lichttherapien bessern die Haut

Besuche im Solarium sind dafür leider nicht geeignet, da diese nicht die erforderlichen Wellenlängen anbieten.

Vielen Menschen mit Psoriasis hilft Sonne oder die Bestrahlung mit künstlichem UV-Licht. Dabei muss ein Sonnenbrand unbedingt vermieden werden, denn dieser kann zu einer explosionsartigen Ausbreitung der psoriatischen Herde führen.

Dazu wird ein Wasserbad mit einem Salzgehalt von 15 bis 30 Prozent mit einer kontinuierlichen UV-Bestrahlung kombiniert. Der Effekt des hohen Salzgehalts des Wassers ist die Ablösung der Schuppen. Die UV-Strahlung hat eine Normalisierung der Zellteilung zur Folge. Diese sogenannte Photo-Solebehandlung wird seit etwa 25 Jahren in Kliniken und Rehakliniken angewandt.

Diese ambulant durchgeführte Kur wird von den Kassen finanziert. Empfehlenswert sind auch Reisen ans Tote Meer, denn dort sind die Bedingungen von Natur aus vorhanden. Bei uns setzt man die Therapie an der Nord- und Ostsee oder anderen Psoriasis-Spezialkliniken ein.

Zusätzlich wurden Anfang der 80er-Jahre die orale Photochemo-Therapie (orale PUVA-Behandlung) sowie die sogenannte Bade-PUVA-Therapie eingeführt. Hierbei wird der natürliche Wirkstoff Psoralen genutzt, der in ätherischen Ölen einiger Pflanzen enthalten ist. Psoralen verfügt über die Eigenschaft, die Haut des Menschen für UV-Licht zu sensibilisieren. Diese Therapie ist zwar sehr wirksam, jedoch steigt damit zeit- und dosisabhängig langfristig die Hautkrebsgefahr. Vorsorglich erhalten deshalb Psoriasispatienten einen UV-Pass, in dem alle Bestrahlungen eingetragen werden.

Bei der Lasertherapie werden kranke Hautareale zielgenau bearbeitet. So können effektivere UV-Licht-Dosen verabreicht werden als bei einer herkömmlichen Bestrahlung, und die gesunde Haut wird geschont. Die Folge: Die Therapie ist deutlich wirksamer, kranke Hautstellen heilen schneller ab.

Diese Therapie ist deutlich aufwendiger und kostet auch mehr als die bisher verwendete Phototherapie. Geeignet ist sie jedoch vor allem für hartnäckige Psoriasis-Herde, wie man sie z. B. an Knien oder Ellbogen vorfindet.

Rheumatoide Arthritis

Einer rheumatoiden Arthritis liegt ein fehlgesteuertes Immunsystem zugrunde, infolgedessen körpereigene Zellen angriffen werden. Es ist die am häufigsten vorkommende chronisch-entzündliche Gelenkerkrankung.

Omega-3-Fettsäuren wirken entzündungshemmend

Eine Analyse zahlreicher Studien zum Thema Omega-3 und rheumatoide Arthritis ergab, dass die Fettsäuren moderat helfen können.

Omega-3-Fettsäuren werden im Körper in hormonähnliche Substanzen umgewandelt, die Eicosanoide und Docosanoide. Da diese Botenstoffe entzündungshemmend wirken, eignen sie sich zur Therapieunterstützung entzündlicher Erkrankungen wie der rheumatoiden Arthritis. Zudem erweitern sie die Blutgefäße, verringern damit das Thromboserisiko und senken die Blutfettwerte. All dies wirkt sich spürbar auf die Lebensqualität von Rheumatikern aus.

Wenn Sie einen Therapieversuch mit Präparaten aus marinen Ölen wagen wollen, so werden Präparate mit einer EPA/DHA-Ratio (dem Verhältnis beider Omega-3-Fettsäuren zueinander) von mindestens 1,5 empfohlen.

Ergänzend zur Präparateeinnahme bietet sich der zweimalige wöchentliche Verzehr von fetten Seefischen wie Lachs, Makrele, Hering, Thunfisch oder Sardine an, die besonders reich an Omega-3-Fettsäuren sind. Es gibt auch gute vegetarische Omega-3-Quellen wie Lein- oder Hanföl.

Therapie im Radon-Heilstollen

Eine weitere ungewöhnliche Therapie ist der Aufenthalt im Radon-Heilstollen von Bad Gastein in Österreich. Beim Abbau von Gold und Silber in dem Tunnelsystem stieß man dort eher zufällig auf die gesundheitliche Wirkung der natürlichen Radonstrahlung des Gesteins. Diese Therapie wird insbesondere bei rheumatoider Arthritis – vor allem ergänzend zur Medikamenteneinnahme – angewendet. Wenn Sie medikamentös gut eingestellt sind, kann sie sogar dazu führen, dass Sie Arzneimittel reduzieren oder ganz weglassen können.

Die einzigartigen klimatischen Verhältnisse begünstigen einen entzündungshemmenden und langanhaltenden schmerzlindernden Effekt. Zum einen wirkt die leicht erhöhte Temperatur auf Betroffene positiv, zum anderen wirkt das Element Radon entzündungshemmend auf den gesamten Bewegungsapparat.

Die Wirksamkeit der Behandlung im Heilstollen ist wissenschaftlich durch eine Reihe von Studien belegt. Leider heilt auch sie die Krankheit nicht, in Kombination mit anderen Behandlungsformen, beispielsweise mit langwirksamen Antirheumatika, führt sie jedoch zu einer deutlichen Verringerung der Beschwerden, einer Verbesserung der funktionellen Kapazität, also einer besseren Bewältigung von Alltagsanforderungen, und insgesamt der Lebensqualität. Auch die Morgensteifigkeit verbessert sich in vielen Fällen deutlich.

Durch die leicht erhöhte Temperatur im Stollen nehmen Herzzeitvolumen und Atemfrequenz zu und der Stoffwechsel wird angeregt. In der Folge wird das Radon-Gas vom Körper besonders effektiv aufgenommen und im Organismus wirksam verteilt. Infolge der hohen Luftfeuchtigkeit, die ebenfalls eine Anregung des Stoffwechsels bewirkt, erreicht man eine höhere therapeutische Dosis des Radon-Gases und erzielt einen stärkeren und länger anhaltenden Behandlungseffekt.

Besonders effektiv ist die Behandlung bei schweren Krankheitsbildern, bei denen ein kontinuierliches Fortschreiten droht.

Alles in allem dauert eine Einfahrt in den Heilstollen einschließlich Vorbereitung und Nachruhe etwas über drei Stunden; die positiven Einflüsse der milden Hyperthermie und der hohen Luftfeuchtigkeit sind dann unmittelbar zu spüren. Die Muskulatur entspannt sich und schmerzhafte Verkrampfungen sowie Verhärtungen lösen sich. Die Schmerzlinderung führt zu einer Zunahme des Bewegungsspielraums und zu einer Abnahme von Bewegungseinschränkungen. Diese positiven Effekte lassen sich

In der Regel werden im Laufe von 2 bis 3 Wochen 8 bis 12 Anwendungen verordnet.

durch die Kombination mit einer Bewegungstherapie und gezielten physiotherapeutischen Behandlungen weiter steigern.

Bei hoher Krankheitsaktivität oder gar in Schubsituationen ist eine Heilstollenkur nicht möglich, da durch die entsprechenden Reize und nachfolgenden Reaktionen des Körpers eine Zunahme der Krankheitsaktivität und eine Schubverstärkung möglich sind. Ebenso ungeeignet ist sie während einer Schwangerschaft, bei unbehandelter oder unzureichend behandelter Schilddrüsenüberfunktion (Hyperthyreose), bei allen Erkrankungen, die mit einer stark eingeschränkten Belastbarkeit des Organismus einhergehen (z. B. schwere Herzerkrankungen). Etwaige Krebserkrankungen müssen wirksam behandelt worden sein, damit eine Heilstollenbehandlung nach einem Sicherheitsabstand von einem Jahr möglich ist. Auch bei schweren Herz-Kreislauf-Erkrankungen, wie z. B. Erkrankungen der Herzkranzgefäße, darf man diese Therapie nicht durchführen. Platzangst oder vergleichbare Angststörungen sollten ebenfalls nicht vorliegen.

Die Anwendung darf außerdem bei einer akuten Infektion nur nach ärztlicher Untersuchung – am besten nach Rücksprache mit den Ärzten des Bad Gasteiner Heilstollens – durchgeführt werden. Ähnliches gilt bei Kindern und Jugendlichen.

Morbus Bechterew

Morbus Bechterew gehört zum rheumatischen Formenkreis und kann zu einer Versteifung der Wirbelsäule führen. Wie so oft ist die Ursache dieser Autoimmunerkrankung noch nicht bekannt. Forscher vermuten auch hier eine Veranlagung in Kombination mit einer Fehlregulation des Immunsystems. Die meisten Betroffenen klagen über Rückenschmerzen und Schmerzen im Bereich des Kreuzbein-Darmbein-Gelenks. Hinzu können Morgensteifigkeit, zunehmende Bewegungseinschränkung, Gelenkentzündungen, Schmerzen im Bereich der Achillessehne oder -ferse sowie Augenentzündungen kommen.

Viel Bewegung hilft

Sehr wichtig ist die Physiotherapie, bei der man lernt, gezielt bestimmte Muskeln zu kräftigen und die Wirbelsäule möglichst beweglich und aufrecht zu halten. Zusätzlich muss die aufrechte Rückenhaltung auch im Alltag gezielt gefördert werden, z. B. durch die richtige Schlaf- und Sitzposition, aufrichtende Sportarten wie Rückenschwimmen oder Nordic Walking. Damit kann eine dauerhafte Verkrümmung der Wirbelsäule verhindert werden. Auch die Hüfte muss ausreichend gestreckt werden, damit sie nicht in gebeugter Haltung versteift.

In vielen Städten finden Sie Gruppen zur gezielten Morbus-Bechterew-Gymnastik und Bewegungstherapie unter Leitung qualifizierter Physiotherapeutinnen. Die Übungen müssen Sie dann im Alltag zu Hause konsequent und regelmäßig trainieren. Die gute Nachricht: Damit können Sie in der Regel einen versteiften Rundrücken verhindern.

Lupus erythematodes

Unter dem Begriff Lupus erythematodes werden eine Vielzahl recht unterschiedlicher Krankheitsbilder zusammengefasst. Der kutane Lupus ist auf die Haut und das Unterhautfettgewebe begrenzt. Beim systemischen Lupus ist neben der Haut die Gesamtheit der Organe und Körperregionen betroffen. Es kann zu einer chronischen Entzündung und Schädigungen von Gelenken, Organen, Schleimhäuten, der Haut, des Bindegewebes, des Gehirns und der Blutgefäßwände kommen.

Die Zelltherapie

Einem Team des Uniklinikums Erlangen gelang es im März 2021, einer jungen Frau mit systemischem Lupus erythematodes mittels Zelltherapie zu helfen. Dafür verabreichte man der Patientin ein Präparat mit CAR-T-Zellen. „CAR" ist die Abkürzung für „chimärer Antigenrezeptor": Man stattete Immunzellen, also T-Zellen der Patientin im Labor mithilfe eines gentechnischen Verfahrens mit CAR aus. Dieser kann spezielle Antigene auf der Oberfläche der erkrankten Zielzellen finden und zerstören.

Diese Therapie kam bereits sehr erfolgreich bei der Behandlung von Leukämie und Lymphdrüsenkrebs zum Einsatz. Diese Zellen können diejenigen Immunzellen zerstören, die Antikörper gegen den eigenen Körper bilden. Der Zustand der jungen Frau besserte sich unmittelbar nach der Zellinfusion. Die CAR-T-Zellen zerstörten die krankheitsvermittelnden B-Zellen schnell, und mit den Antikörpern gegen die eigenen Zellen verschwanden auch die Krankheitssymptome. Auch die immunsuppressiven Medikamente konnte sie absetzen, sie ist seit der Therapie beschwerdefrei und kann sogar wieder Sport treiben. Die Ärzte sehen dies als Meilenstein in der Behandlung von Autoimmunerkrankungen.

Morbus Crohn und Colitis ulcerosa

Morbus Crohn betrifft meist den Darm und führt dort zu einer chronischen Entzündung. Symptome sind anhaltender Durchfall und Bauchschmerzen. Die Krankheit kann in jedem Abschnitt des Verdauungstrakts auftreten – vom Mund bis zum After. Manche Betroffene verspüren nur leichte Symptome, andere leiden unter heftigen Beschwerden.

Die Autoimmunerkrankung Colitis ulcerosa sitzt im Dickdarm. Infolge einer entzündeten Darmschleimhaut entstehen dort Geschwüre. Die Probleme, die dadurch entstehen, sind meist blutiger Durchfall und Bauchkrämpfe.

Wie viele Autoimmunkrankheiten verlaufen auch diese chronisch-entzündlichen Erkrankungen in Schüben: Es gibt Zeiträume, in denen Betroffene unter Beschwerden leiden, und solche, in denen kaum Schwierigkeiten auftreten. Diese Zeiträume können Monate andauern, zum Teil sogar Jahre.

L-Arginin gegen Entzündungen

Der Eiweißbaustein L-Arginin führt im Darm bei einem Mangel zur verstärkten Entzündung der Darmschleimhaut. Diese Entdeckung machte die Arbeitsgruppe von Prof. Dr. Jochen Mattner, Professor für Molekulare Mikrobiologie und Infektionsimmunologie am Institut für Klinische Mikrobiologie, Immunologie und Hygiene der Friedrich-Alexander-Universität Erlangen-Nürnberg (FAU).

Man hofft nun, dass L-Arginin tatsächlich eine wichtige Rolle bei der Entstehung, beim Verlauf und der Therapie der beiden Autoimmunerkrankungen spielt und dass durch eine einfache Anwendung von L-Arginin eine Besserung möglich ist.

Im Körper hat L-Arginin tatsächlich eine wichtige Funktion, denn ein Mangel führt zu einer verstärkten Entzündung der Darmschleimhaut und einer vermehrten Ansammlung von Entzündungszellen sowie der Zunahme an Blutgefäßen in der Darmwand. Umgekehrt wirkt sich eine L-Arginin-reiche Diät inklusive der Reduktion von Körpervorgängen, die zu einer Verringerung der Konzentration an Arginin führen, günstig auf die Vielfalt und Reichhaltigkeit der Darmflora aus und beschleunigt auch die Rückbildung einer Darmentzündung.

> Eine L-Arginin-reiche Diät wirkt sich günstig auf die Darmflora aus und beschleunigt die Rückbildung einer Darmentzündung.

Zukünftige Forschungen müssen erst noch zeigen, ob Nahrungsergänzungsmittel mit Arginin eine wirksame Waffe gegen die beiden Autoimmunerkrankungen sind und ob nicht vielleicht sogar der reichhaltige Genuss von arginінreichen Lebensmitteln ausreichen würde. Arginin kommt in vielen Lebensmitteln vor.

LEBENSMITTEL	MG PRO 100 g
Haselnüsse	2030
Sojabohnen	2360
Linsen	2240
Weizenkeime	2250
Mandeln	2750
Erdnüsse	3460

Bestimmte T-Helferzellen gegen Entzündungen

Sogenannte spezielle regulatorische T-Helferzellen (Treg) sollen die entzündete Darmschleimhaut zum Abheilen bringen, das Gleichgewicht im Darm wiederherstellen und so die chronische Entzündung abklingen lassen. Dies wurde erstmals an einem Patienten im Deutschen Zentrum für Immuntherapie in Erlangen getestet.

Ist der Mensch gesund, besteht ein Gleichgewicht zwischen entzündungsfördernden T-Zellen, den sogenannten Effektor-T-Zellen, und entzündungshemmenden regulatorischen T-Zellen, den „Treg“. Letztere sind eine spezialisierte Untergruppe von T-Zellen mit stark entzündungshemmenden Eigenschaften. Ihre Aufgabe ist es, die Aktivierung des Immunsystems in bestimmten Situationen zu unterdrücken und damit eine Entzündungsreaktion zu verhindern. Bei Colitis ulcerosa ist das Gleichgewicht zwischen Effektor-T-Zellen und regulatorischen T-Zellen gestört. Dann sind die Treg nicht in ausreichender Konzentration vorhanden und die entzündungsfördernden T-Zellen in der Überzahl.

Für die Behandlung mit T-Helferzellen werden aus dem Blut des Betroffenen mittels Blutzelltrennung zuerst körpereigene regulatorische T-Zellen gewonnen und anschließend im Reinraumlabor vermehrt. Die körpereigenen Treg erhält der Patient anschließend als einmalige Infusion wieder zurück. Auf diese Weise soll das natürliche Gleichgewicht der verschiedenen T-Zellen im Darm wiederhergestellt und die entzündlichen Veränderungen der Darmschleimhaut zum Abheilen gebracht werden. Im Tiermodell war die Methode bereits erfolgreich.

Epithelzellen schützen

Bei Colitis ulcerosa oder einer anderen entzündlichen Darmerkrankung sterben vermehrt Zellen in der Darmwand ab, die sogenannten Epithelzellen. Als Folge gelangen Bakterien aus dem Inneren des Darms in die geschädigte Darmwand und rufen dort Entzündungen hervor. Diese Entzündungen führen zu einem weiteren Absterben von Epithelzellen. Die Folge: Die Darmbarriere, also die Barriere zwischen dem Darminhalt und der Darmwand, wird durchlässiger. Damit schreitet auch die Krankheit voran, denn in der geschädigten Darmwand verbreiten sich weitere Bakterien. Hier hat man einen neuen Therapieansatz gefunden:

An Geweben von Colitis-ulcerosa-Erkrankten zeigte sich, dass ein Botenstoff namens Prostaglandin E2 die Epithelzellen vor einer besonderen Form des Zelltods, der Nekroptose, schützen kann. Als Prostaglandine bezeichnet man hormonähnliche Botenstoffe mit vielfältigen Wirkungen im Organismus. Das Prostaglandin E2 z. B. wird im Körper bei Entzündungen freigesetzt. Wie genau das funktioniert, weiß man noch nicht.

Man weiß jedoch, dass Prostaglandin E2 verhindern kann, dass Löcher in der Darmbarriere entstehen. Dies geschieht, indem es an auf den Epithelzellen vorhandene Rezeptoren mit der Bezeichnung EP4 bindet. Je öfter dies geschieht, desto weniger

Zellen sterben ab. Haben Betroffene viel EP4 auf der Zelloberfläche, haben sie einen milderen Krankheitsverlauf als Menschen mit wenig EP4.

Damit wirkt die Aktivierung der Rezeptoren durch Prostaglandin E2 dem Fortschreiten der Darmentzündung entgegen. Man hofft, dass diese Erkenntnisse einen neuen Behandlungsansatz für Colitis ulcerosa und andere chronisch-entzündliche Darmerkrankungen liefern.

Mit Nicotinamid Darmentzündung mindern

Auch die Substanz Nicotinamid wird im Hinblick auf eine Basistherapie bei chronisch-entzündlichen Darmerkrankungen untersucht.

Im Tierversuch wurde gezeigt, dass ein Mangel an dem lebensnotwendigen Eiweißbaustein Tryptophan und dessen Stoffwechselprodukten wie Nicotinamid (eine Form des Vitamins B3) Darmentzündungen begünstigen. Im Tierversuch konnte die gezielte Gabe von Nicotinamid die Darmentzündung mindern, wenn es durch eine spezielle Verkapselung erst im Dickdarm freigesetzt wird.

Nun soll auch am Menschen getestet werden, ob und wie Nicotinamid hilft. Von Vorteil ist, dass die Substanz bereits als Nahrungsergänzungsmittel auf dem Markt ist. Der Nachteil ist, dass sie mit den bisherigen Nahrungsergänzungsmitteln nicht dort hingelangt, wo sie benötigt wird: bei Morbus Crohn im unteren Dünndarm und bei den beiden Darmentzündungen im Dickdarm.

Prof. Dr. Stefan Schreiber von der Uniklinik Schleswig-Holstein und sein Team haben daher eine Tablette entwickelt, die den Wirkstoff erst im unteren Dünndarmabschnitt und im Dickdarm freigibt – also dort, wo sich die Entzündung und auch die meisten Darmbakterien befinden, die bei der Entzündung eine wichtige Rolle spielen.

Olamkicept unterdrückt Darmentzündungen

Das neu entwickelte Medikament Olamkicept unterdrückt über einen neuen Mechanismus die Entzündung im Darm, indem es einen entscheidenden Signalweg blockiert und so die Entzündung erfolgreich dämpfen kann.

> Olamkicept hat weniger Nebenwirkungen als die anderen Medikamente auf dem Markt.

Es handelt sich um den Signalweg eines wichtigen Botenstoffs des Immunsystems, des sogenannten Interleukin-6 (IL-6). Diese Substanz wird bei einer Entzündung vom Körper vermehrt ausgeschüttet und hilft bei der Regulation der ablaufenden Immunprozesse. Das Besondere an dem neuen Medikament wird sein, dass es gezielt nur einen Teil der IL-6-Wirkung hemmt. Damit bleibt der für eine gesunde Immunreaktion wichtige klassische IL-6-Signalweg ungestört.

Zöliakie

Glutenunverträglichkeit wird durch den Verzehr des in verschiedenen Getreidearten enthaltenen Klebereiweißes Gluten hervorgerufen. Dieses Eiweiß greift körpereigene Abwehrzellen der Dünndarmschleimhaut an, in der Folge entstehen Entzündungen.

Halten diese länger an, bilden sich die Zotten, die Ausstülpungen der Dünndarmschleimhaut, zurück, mit der Folge, dass dadurch die Oberfläche der Darmschleimhaut kleiner wird und die Betroffenen weniger Nährstoffe aus der Nahrung aufnehmen können. Wird dieser Mangel nicht behandelt, kann die Zöliakie zu schwerwiegenden Komplikationen wie Blutarmut, Knochenschwund, Wachstumsverzögerungen, Unfruchtbarkeit bis hin zu Dünndarmtumoren führen.

ZED1227 schützt die Dünndarmschleimhaut

Das Forscherteam unter der Leitung von Prof. Dr. Dr. Detlef Schuppan, Direktor des Instituts für Translationale Immunologie an der Universitätsmedizin Mainz, berichtet von einem neuartigen medikamentösen Wirkstoff zur Behandlung der Glutenunverträglichkeit, dem Transglutaminase-Hemmer ZED1227. ZED1227 hat eine stark schützende Wirkung auf die Dünndarmschleimhaut und verbessert die Entzündung, Erkrankungssymptome sowie die Lebensqualität der Betroffenen. Damit ist es das erste Zöliakie-Medikament, für das eine klinische Wirksamkeit belegt werden kann.

In der Testung wurde der Arzneimittelwirkstoff als Tablette in drei unterschiedlichen Dosierungen verabreicht. Eine weitere Probandengruppe bekam ein Placebo. Tatsächlich verhinderte ZED1227 in jeder Dosierung die glutenbedingte Entzündung und den Zottenschwund. Am wirksamsten war die höchste Dosierung. Zusätzlich verbesserten sich mit jeder Dosierung des Medikaments die zöliakietypischen Symptome sowie die empfundene Lebensqualität.

Eine wesentliche Rolle für die Wirkung spielt die Entdeckung des körpereigenen Enzyms Transglutaminase (TG2), das im gesamten Darm vorkommt. Zöliakiepatienten entwickeln gegen dieses Enzym sogenannte TG2-Antikörper, die man in deren Blut verstärkt vorfindet, wenn die Krankheit aktiv ist.

Man weiß, dass Gluten nicht vollständig verdaut wird. Diese unverdauten Glutenbruchstücke nimmt die Dünndarmschleimhaut auf. Sie reagieren mit der Transglutaminase. Diese Reaktion verändert (fachlich „deamidiert") die Glutenbruchstücke mit der Folge, dass ihre entzündungsfördernde Wirkung in der Darmschleimhaut stark erhöht wird. Dafür müssen jedoch die Betroffenen eine besondere genetische Veranlagung mitbringen. Der neue medikamentöse Wirkstoff, also ZED1227, soll nun die überschießende Aktivität des Enzyms TG2 in der Dünndarmschleimhaut hemmen und dadurch die durch Gluten herbeigeführte Entzündung unterbinden.

Aufgrund der hoffnungsvollen Ergebnisse der Phase-2a-Studie läuft seit Herbst 2021 eine größere Phase-2b-Folgestudie mit einer besonders belasteten Patientengruppe, die nicht auf eine glutenfreie Diät anspricht.

Eisenpräparate alle zwei Tage

Wer Zöliakie hat, sollte sich regelmäßig auf Eisenmangel testen lassen. Bei Verordnung eines Eisenpräparates z. B. in Tablettenform erzielte ein an jedem zweiten Tag eingenommenes Präparat ein besseres Behandlungsergebnis als eine tägliche Einnahme, vor allem, wenn der Eisenmangel mild ist. Zu diesem Ergebnis kamen Forscher der Eidgenössischen Technischen Hochschule (ETH) Zürich.

Ist der Eisenmangel ausgeprägt, gibt es exzellente intravenöse Eisentherapien. Diese sollten jedoch in einer Klinik erfolgen. Damit erreicht man ein sehr schnelles Auffüllen der Eisenspeicher.

Methoden, die bei mehreren Autoimmunkrankheiten helfen

Schübe einfach abschalten – geht das?

Sowohl bei Multipler Sklerose als auch Morbus Crohn führt eine fehlgesteuerte T-Zell-Aktivität zu Entzündungsreaktionen und meistens zu einer schubweisen Verschlechterung der Erkrankung. Sogenannte T-Zell-Silencer sollen diese Reaktion innerhalb weniger Minuten und dabei nebenwirkungsfrei stoppen.

Die von Dr. Thomas Harder in Basel, an der University of Oxford und der Otto-von-Guericke-Universität Magdeburg entwickelten sogenannten T-Zell-Silencer sind in der Lage, die früheste

T-Zell-Aktivierungsreaktion zu unterdrücken. Damit wird eine biochemische Signalkaskade in der T-Zelle, die eine krankhafte Aktivierung auslöst, einfach abgeschaltet.

Mit T-Zell-Silencern können entzündliche Schübe direkt an der Ursache unterdrückt werden.

Auf diese Weise können z. B. bei Multipler Sklerose, Morbus Crohn oder rheumatoider Arthritis entzündliche Schübe erstmalig direkt an der Ursache unterdrückt werden. Dies würde die heute eingesetzten antientzündlichen Medikamente wie Kortison oder Immunsuppressiva, die das kontinuierliche Fortschreiten der Erkrankung meist nicht verhindern können, überflüssig machen.

Nach Abschluss der Wirksamkeitsstudien könnte 2023 mit klinischen Studien begonnen werden.

Ganzkörperkältetherapie bei –110 °C

Bei der Ganzkörperkältetherapie hält man sich für ein bis drei Minuten in einer Kältekammer auf, in der Temperaturen von bis zu –120 °C herrschen. Dabei werden Badebekleidung mit Atem-, Mund-, Nasen- und Ohrenschutz, Handschuhe, warme Socken und festes Schuhwerk getragen. Die Kälte kommt durch kalte Luft oder Stickstoffdampf in die Kammer.

Die Ganzkörperkältetherapie gehört zur Kryotherapie, also der Anwendung von Kälte zu therapeutischen Zwecken.

Die Ganzkörperkältetherapie hilft in erster Linie bei den Autoimmunerkrankungen rheumatoide Arthritis, Morbus Bechterew und Multiple Sklerose, aber auch bei Erkrankungen, die damit häufiger in Zusammenhang stehen, wie zentrale Ermüdungserscheinungen, Depressionen und chronische Schlafstörungen.

Diese Therapie sollte zweimal täglich erfolgen. Bereits während der Anwendung werden Schmerzen gelindert und die Muskulatur entspannt sich. Anschließend sollten bewegungstherapeutische Übungen vorgenommen werden.

Um einen Langzeiteffekt zu erreichen, sind je nach Erkrankung zehn bis dreißig Expositionen in der Kältekammer empfehlenswert. Eine Wiederholung in Halbjahresabständen ist zur Aufrechterhaltung des Therapieerfolges erforderlich.

Die Ganzkörperkryotherapie umfasst den gesamten Organismus. Während und nach der Kälteeinwirkung werden biochemische, hormonelle und immunmodulatorische Vorgänge ausgelöst. Folgende gesundheitliche Effekte können erzielt werden:

- Schmerzminderung bzw. Schmerzaufhebung
- Entzündungshemmung
- Verbesserung des Immunsystems
- Regulation des Spannungszustandes von Muskeln
- Verbesserung der Durchblutung, besserer Stoffwechsel
- Veränderung der Reizleitung durch die Nerven
- Funktionsverbesserung der Gelenke und der Muskulatur
- Verbesserung von Depressionen, chronischen Schlafstörungen und Kopfschmerzen

Eine vierzehntägige Behandlung lässt das Laufen leichter werden und die Schmerzen sind für etwa ein halbes Jahr verschwunden.

Wichtige Adressen

Deutschland

Deutsche Morbus Crohn/Colitis ulcerosa Vereinigung (DCCV))
Bundesgeschäftsstelle
Inselstraße 1
10179 Berlin
Tel.: 030 20003920
E-Mail: info@dccv.de
www.dccv.de

Deutsche Diabetes Gesellschaft e.V.
Albrechtstraße 9
10117 Berlin
Tel.: 030 31169370
E-Mail: info@ddg.info
www.ddg.info

Hashimoto Thyreoiditis
Geschäftsstelle der Schilddrüsen-Liga Deutschland e.V.
Ev. Waldkrankenhaus Bad Godesberg
Waldstraße 73
53177 Bonn
Tel. 0228 3869060
E-Mail: info@schilddruesenliga.de
www.schilddrüsenliga.de

Deutsche Multiple Sklerose Gesellschaft Bundesverband e.V.
Krausenstraße 50
30171 Hannover
Tel.: 0511 968340
E-Mail: dmsg@dmsgde
www.dmsg.de

Deutsche Rheuma-Liga Bundesverband e.V.
Maximilianstraße 14
53111 Bonn
Tel.: 0228 766060
E-Mail: bv@rheuma-liga.de
www.rheuma-liga.de

Verein www.Psoriasis-Netz.de
Schmitzweg 64
13437 Berlin
Tel.: 030 61283090
E-Mail: info@psoriasis-netz.de
www.psoriasis-netz.de

Deutscher Psoriasis Bund e.V.
Seewartenstraße 10
22459 Hamburg
Tel.: 040 2233990
E-Mail: info@psoriasis-bund.de
www.psoriasis-bund.de

Psoriasis Selbsthilfe Arbeitsgemeinschaft e.V.
Schmitzweg 64
13437 Berlin
Tel.: 030 61283090
E-Mail: info@psoriasis-selbsthilfe.org
www.psoriasis-selbsthilfe.org

Lupus Erythematodes Selbsthilfegemeinschaft e.V.
Döppersberg 20
42103 Wuppertal
Tel.: 0202 4968797
E-Mail: lupus@rheumanet.org
www.lupus.rheumanet.org

Deutscher Vitiligo-Bund e.V.
Frankenring 74
91325 Adelsdorf
Tel.: 09195 992039
E-Mail: mail@vitiligo-bund.de
www.vitiligo-bund.de

Deutscher Vitiligo Verein e.V.
Baumkamp 18
22299 Hamburg
E-Mail: info@vitiligo-verein.de
www.vitiligo-verein.de

Deutsche Zöliakie-Gesellschaft e.V. (DZG)
Kupferstraße 36
70565 Stuttgart
Tel.: 0711 4599810
E-Mail: info@dzg-online.de
www.dzg-online.de

Deutsche Polyneuropathie Selbsthilfe e.V.
Carl-Diem-Straße 108
41065 Mönchengladbach
Tel.: 02161 480499
E-Mail: info@selbsthilfe-pnp.de
www.polyneuro.de

Deutsche Vereinigung Morbus Bechterew e.V.
Bundesverband (DVMB)
Metzgergasse 16
97421 Schweinfurt
Tel.: 09721 22033
E-Mail: dvmb@bechterew.de
www.bechterew.de

Schweiz

Crohn Colitis Schweiz
CH-5000 Aarau
E-Mail: welcome@crohn-colitis.ch
www.crohn-colitis.ch

diabetesschweiz
Rütistrasse 3a
5400 Baden
E-Mail: info@diabetesschweiz.ch
www.diabetesschweiz.ch

Schweizerische Multiple Sklerose Gesellschaft
Josefstrasse 129
CH-8005 Zürich
www.multiplesklerose.ch

Rheumaliga Schweiz
Josefstrasse 92
CH-8005 Zürich
E-Mail: info@rheumaliga.ch
www.rheumaliga.ch

Verein Schilddrüsengruppe Schweiz
Tribschenstrasse 46a
CH-6005 Luzern
www.schilddruesen.ch

Schweizerische Psoriasis und Vitiligo Gesellschaft (SPVG)
Scheibenstrasse 20
CH-3014 Bern
E-Mail: info@spvg.ch
www.spvg.ch

IG Zöliakie der Deutschen Schweiz
Bahnhofstrasse 7b
CH-6210 Sursee
E-Mail: sekretariat@zoeliakie.ch
www.zoeliakie.ch

Schweizerische Lupus Vereinigung lupus suisse
Josefstrasse 92
CH-8005 Zürich
E-Mail: info@lupus-suisse.ch
www.lupus-suisse.ch

Schweizerische Vereinigung Morbus Bechterew (SVMB)
Leutschenbachstrasse 45
CH-8050 Zürich
E-Mail: mail@bechterew.ch
www.bechterew.ch

Österreich

Österreichische Morbus Crohn/Colitis ulcerosa Vereinigung (ÖMCCV)
Obere Augartenstraße 26–28
A-1020 Wien
E-Mail: office@oemccv.at
www.oemccv.at

Rheumatoide Arthritis
Österreichische Rheumaliga
Dorfstraße 4
A-1010 Wien
E-Mail: info@rheumaliga.at
www.rheumaliga.at

Dachorganisation der Diabetes Selbsthilfe Österreich
c/o Karin Duderstadt
Salzwiesengasse 46/7/1
A-1140 Wien
E-Mail: office@wirsinddiabetes.at
www.wirsinddiabetes.at

Österreichische Schilddrüsengesellschaft
Rennweg 3
A-6020 Innsbruck
E-Mail: osdg@schilddruesengesellschaft.at
www.schilddruesengesellschaft.at

Österreichische Multiple Sklerose Gesellschaft
AKH
Währinger Gürtel 18–20
A-1097 Wien
E-Mail: office@oemsg.at
www.oemsg.at

Österreichische Arbeitsgemeinschaft Zöliakie
Anton-Baumgartner-Straße 44/C5/2302
A-1230 Wien
E-Mail: office@zoeliakie.or.at
www.zoeliakie.or.at

PSO Austria
Landesgruppe Wien
Martha Frühwirt Zentrum
Obere Augartenstraße 26–28/1.18
1020 Wien
E-Mail: office@psoriasis-hilfe.at
www.psoriasis-hilfe.at

Österreichische Selbsthilfe Polyneuropathie
Streitmanngasse 14
A-1130 Wien
E-Mail: kontakt@selbsthilfe-polyneuropathie.at
www.selbsthilfe-polyneuropathie.at

Selbsthilfegruppe Lupus Erythematodes
In Österreich gibt es verschiedene Landesgruppen und die SHG ist zum Teil an die Rheumaliga angegliedert, s. oben
E-Mail: selbsthilfe@lupus-austria.at
www.lupus-austria.at

Österreichische Vereinigung Morbus Bechterew
Obere Augartenstraße 26–28
A-1020 Wien
E-Mail: office@bechterew.at
www.bechterew.at

Stichwortverzeichnis